臣积考《太始天元册》文曰：太虚寥廓，肇基化元，万物资始。五运终天，布气真灵，总统坤元……生生化化，品物咸章。

—— 《素问·天元纪大论》

中医师承学堂

中医名家绝学真传书系

主编 刘力红

第三版

五行针灸指南

〔英〕诺娜·弗兰格林/著

〔荷〕龙梅/译

中国中医药出版社
全国百佳图书出版单位

图书在版编目（CIP）数据

五行针灸指南 /（英）诺娜·弗兰格林著；龙梅译 . —3 版 . —北京：中国中医药出版社，2021.12（2024.2 重印）

（中医师承学堂 . 中医名家绝学真传书系）

ISBN 978-7-5132-7098-4

Ⅰ . ①五 ... Ⅱ . ①诺 ... ②龙 ... Ⅲ . ①针灸疗法－指南

Ⅳ . ① R245-62

中国版本图书馆 CIP 数据核字 (2021) 第 155325 号

Original English language edition was first published by the School of Five Element Acupuncture, 2004
Copyright © Nora Franglen 2004, 2009, 2014
Chinese translation rights in simple characters © 2121 by China Press of Traditional Chinese Medicine Co., Ltd.
All rights reserved.

全球中文简体字版权专有权归中国中医药出版社有限公司所有
本书由北京市版权局著作权登记　图字：01-2021-6562 号

中国中医药出版社出版

北京市经济技术开发区科创十三街 31 号院二区 8 号楼
邮政编码　100176
传真　010-64405721
山东临沂新华印刷物流集团有限责任公司印刷
各地新华书店经销

开本 880×1230　1/32　印张 8.25　字数 142 千字
2021 年 12 月第 3 版　　2024 年 2 月第 3 次印刷
书号 ISBN 978-7-5132-7098-4

定价 45.00 元
网址 www.cptcm.com

服务热线　010-64405510
购书热线　010-89535836
维权打假　010-64405753

微信服务号　**zgzyycbs**
微商城网址　**https://kdt.im/LIdUGr**
官方微博　**http://e.weibo.com/cptcm**
天猫旗舰店网址　**https://zgzyycbs.tmall.com**

如有印装质量问题请与本社出版部联系（010-64405510）
版权专有　侵权必究

作者简介

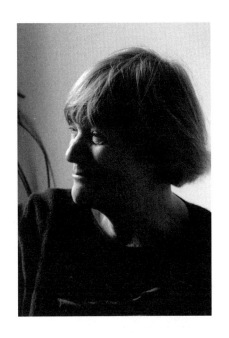

诺娜·弗兰格林（Nora Franglen）

　　五行针灸师。生于 1936 年，早年就读于剑桥大学，主修现代语言。中年时期因人生受挫而接受五行针灸治疗，其后内心震撼，矢志学习此术，受教于五行针灸一代宗师华思礼教授，深得其传。数十年来全身心投入五行针灸之实践及传授，有多本著述问世。1995 年于伦敦创办"五行针灸学校"。2011 年经其弟子龙梅女士引荐，在刘力红教授迎请下首赴中国传授五行针灸。至今，先生已受邀赴中国十数次，依然乐此不疲，不遗余力传授心法，为古老的五行针灸重返并扎根于故土作出了巨大贡献。

译者简介

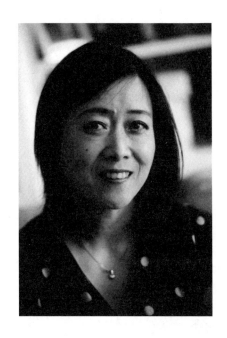

龙　梅

　　女，生于 1968 年，1991 年本科毕业于成都中医药大学医学系中医专业，之后在成都市第一人民医院任住院医师。1997 年赴荷兰定居，一直潜心中医临床至今。2003 年自开诊所，十余年来以五行针灸立业，临床、教学乐此不疲。2008 年在荷巧遇五行针灸，深感此针法之不凡，并长信一封将五行针灸介绍给刘力红教授。2010 年在刘力红教授的邀请下，首次将五行针灸带回中国。师从英国五行针灸大师诺娜·弗兰格林，促成、协助诺娜来中国传授五行针灸。现为中国五行针灸学会高级顾问，定期回国举办五行针灸临床提高班。

作者十周年纪念版感言

　　《五行针灸指南》一书在中国面世已经十年了。这十年开启了五行针灸历史上最为激动人心的阶段，意味着这门已有几千年历史的古老而纯粹的针灸法脉，在被中国和世界隐没了这么久以后，终于回归故土。

　　十年来，人们对五行针灸的兴趣日增，越来越多的人了解到这门古老法脉对于现代社会的意义。与很多现代的医疗技术不同，五行针灸不仅可以帮助人们解除身体症状的困扰，更为可贵的是它还能帮助解决当今困扰许多人更深层的情感和精神问题。每次专注于扶持主导一行的治疗，都同时在帮助患者的身和心重归平衡。

　　我很开心《五行针灸指南》在中国的出版激发了

大众对这门深奥学科的浓厚兴趣，并让中国的针灸学人了解到五行针灸。相信下一个十年，中国会有更多的针灸学人把他们的目光转向五行针灸，继续不断地推广她、践行她。

感谢龙梅用如此优美的中文将《五行针灸指南》呈现给其同胞。感谢五行针灸学会，我所有书籍在中国的翻译出版都是在五行针灸学会的支持下得以顺利进行的。自五行针灸学会2016年成立以来，为推动五行针灸的传播做了大量的工作，对五行针灸的发展起到了不可或缺的作用。借《五行针灸指南》十周年纪念再版之际，除对学会表达我个人的谢意外，同时由衷地祝愿五行针灸在学会的护持下，继续发扬光大。

诺娜·弗兰格林

2021年8月

译者十周年再记

不知不觉间，《五行针灸指南》中文版一书竟已出版十年。余醉心于五行针灸，沉浸其中，未曾感觉时光之流逝，每一日的实践与领会，无不感叹此针法之简单、纯粹、深刻，妙不可言。五行针灸回归故土，十年矣，一批批五行针灸师日渐成熟，遍布大江南北，为饱受身心之苦的无数病患，无论孩童老叟，带去疗愈与慰藉。

此次修订，主要是根据诺娜老师的临床实践和教学，以及读者、学员的建议和反馈，对部分概念、主导一行的判断等进行了统一和修订。

新型冠状病毒肺炎疫情席卷全球，令人忧心，我也因此故国难回。然而令人欣慰的是，五行针灸的力量与魅力，在时代的衬托下越发突出。这是一个不分年龄、焦虑人群日益扩大的时代；在疫情期间、疫情之后，身心倍受煎熬者不计其数，不仅包括患者及家人，更有广大的医务人员。一名成熟的五行针灸师，经其心，经其术，经一枚小小银针，的的确确能为千万个患者、千万个家庭，带来不可思议的深刻疗愈。

愿五行针灸深深根植于这片土地，枝繁叶茂。

龙梅

2021 年 8 月于荷兰乐思顿

第二版修订说明

为使本书更加完备、更切实用，著者诺娜·弗兰格林女士在原书基础上进行了适当的增补及调整：

●第一章至第五章基本保持原貌。第三章中加入"传统诊断""传统诊断问诊内容"及"病案记录"等内容。

●第六章是以原书第八章大部分内容、第九章部分内容为基础编写而成。

●第七章大致为原书第九章内容。

●第八章基本为原书第七章内容。

●第九章基本为原书第六章内容。

●新增第十章，分三节专述穴位的使用原则、思路及治疗各阶段的具体运用。从五行角度对十四经之重要及常用穴位进行一一阐释，既体现传承之美，又富于自身体验和感悟。本章为修订之重点章节，著者将其数十年用穴心法及经验和盘托出，弥足珍贵，对临证选穴有特殊指导意义。

●新增附录"五行针灸自学教程"，乃著者为广大五行针灸爱好者，以及有志于斯而又无从跟师学习者特别编写。附录共分16课，内容涉及诊断、治疗等方面，力求简明而全面，不仅能让初学者有法可循，也可帮助专业者得到进一步提高，应与《五行针灸指南》结合使用。

关于五行针灸，刘力红教授曾有一段精辟的介绍：

"五行针灸源自《黄帝内经》，因其重感通而轻逻辑，故历代口传心授，不见于文献。因缘所使，20世纪中叶传到西方，由华思礼教授集其大成，并于欧美弘播。复由因缘所使，乃于近年回其故土。

顾名思义，五行针灸乃以五行为旨归的针法。人禀五行之气而生，然五行中又有主导一行，此主导一行与生俱来，终身不变，决定一生之生长壮老已，影响一生之身心状态，是健康的决定因素。因此，对主导一行之判断、调护便成为五行针灸治疗之关键。对主导一行之判断、调护往往超越病证，直视心性，不但对常规病证具疗愈之能，于心性之解放更有其妙用。当今时代，大众心性普遍重压于情绪之下，五行针灸实有其不可思议的功德。"

五行针灸的回归之旅始于2010年初我给刘力红教

授的一封长信（详情请阅"译者记"）；2011年秋，此针法之专著《五行针灸指南》在国内由中国中医药出版社首次出版发行。三年来，经刘力红教授邀请，著者已四赴广西南宁，为来自全国各地的学员传授五行针灸。如今无论业内业外，五行针灸渐为国人所接纳，一批批五行针灸师遍布大江南北，为更多病患造福。

特别感谢中国中医药出版社的大力支持，使得本次修订得以顺畅完成。

五行针灸特别关注人之内心，强调医患双方的良好关系，其回归恰合时代的呼唤。古老针法法天则地，既是艺术，也是科学，华思礼教授赞其为"人类最优秀的医疗体系之一"。诚如刘力红教授所言，于当今时代，有殊胜之功德。

龙梅
癸巳年末于荷兰乐思顿

刘力红序

由诺娜·弗兰格林所著的《五行针灸指南》很快就要与中国的读者见面了。当我第四遍拜读此书，未免对当初贸然应承为她作序有些许懊悔。对于五行针灸而言，我只有学习的份，实在没有资格去说些什么。但是，既然应承了，也只好在这里写上几句。

我与五行针灸的因缘，源自龙梅医师。龙梅毕业于成都中医学院（现成都中医药大学），1997年移居荷兰。去年初，龙梅医师给我写来一封十页纸的长信，信中畅谈了她与五行针灸的奇遇，以及学习操持该针法的感受。读龙梅的信，令我感动不已。竟有如此奇妙的针法流传海外，若知之而不迎其回归，无乃吾辈之罪乎？遂于去岁暑期邀其回国讲学，系统介绍五行针灸。

五行针灸源自中国，已有上千年的历史。20世纪后叶，由英国针灸大师华思礼教授（J.R.Worsley，

1923—2003年）公开传授。数十年间，虽历尽艰辛，然而在华思礼教授的努力下，五行针灸已传及欧美，造福苍生。相比之下，对于发源地上的中国大众，无论是业内还是业外，五行针灸都还是一个陌生的字眼。据华思礼教授所言，五行针灸不见经传，多系口心相授，这不由使人想到了中国的禅宗——不立文字，教外别传。

《伤寒杂病论·序》云："夫天布五行，以运万类，人禀五常，以有五脏，经络府俞，阴阳会通，玄冥幽微，变化难极。自非才高识妙，岂能探其理致哉！"以愚之拙见，此段经文恰可作为五行针灸的写照。顾名思义，五行针灸是以五行为旨归的针法，但此一五行非指泛泛之五行，而系对五行中主导一行的判断。人禀五行之气而生，而主导一行决定人一生之生长壮老已，影响人一生之身心状态，是健康的决定因素。可以说，五行针灸便是围绕主导一行而展开的次第谨严之针法。五行针灸之难处亦其魅力处，即是对此主导一行之判断。此尤成为该法行者需不断进取之动力，亦为渐入佳境之处。

判断主导五行，即是判断深层的人性，故需摒弃表层逻辑思维的束缚。用华思礼的话就是"放弃思维，进入感觉"！放弃思维，那就意味着必须进入心的层面。因而，这又是一门需要深入，需要破除许多成见，方能切入的针法。现在的知识学问都强调用脑动脑，而古之学问多言用心。《黄帝内经》将心定为君主之官，而脑只是奇恒之腑，此盖古今差别，值得细细品味。余以为，体味心脑差别，或为深入中医之关键，而五行针灸无疑是接近这一关键的最方便法门。

从专业的角度，此一针法直取经义，守神为务，是直趋上工之针法。而从大众的角度，若能由此渐明五行，则不但生活工作充满乐趣，自身之调摄亦知从何而入了。

今岁6月，因参加第43届国际中医药学术大会，得于德国的罗滕堡市与本书原著者诺娜相晤，并接受其针灸治疗。诺娜判断我的主导一行为金，在严格按照五行针灸次第选穴后，以手太阴的鱼际穴结束了那次的治疗。诺娜言，鱼际是手太阴肺最具魅力的穴位，根据多年体悟文字声音的心得，我自然想到了鱼和宇之间的内在联系，鱼际亦宇际也！《黄帝阴符经》云："宇宙在乎手，万化生乎身……"拜读诺娜的著作，从书中体味她的睿智；接受她的诊断治疗，感受这一过程的精细和真诚；再从她不经意中内心深处流淌出来的对中医的那份道念，我能想象到诺娜对五行针灸即将踏上故土的喜悦和期望。端详这位颇具童趣的长者，心中除了景仰，更是万分的惭愧。作为炎黄子孙，我们为中医做了什么？我们能为中医做些什么？

刘力红

辛卯仲夏吉日于南宁青山

著者为中文版序

拙著能与广大中文读者见面，我感到由衷高兴。

非常荣幸，在本书翻译及出版过程中得到刘力红教授的鼓励与支持，并特为此书作序。

我自己的五行针灸之旅缘于三十多年前伦敦一次聚会上结识了一位针灸师。我因接受（针灸）治疗体会到身心的深刻变化，引发了学习针灸念头，从此一直修习五行针灸术至今。当年能受教于华思礼教授，实三生有幸。我非常乐意将自己所学传授他人。在担任十二年"伦敦五行针灸学校"校长后，仍继续自己的工作：指导其他针灸师临床实践，帮助他们提高水平。对我而言，贯穿五行针灸实践的根本理念在于对人心灵、精神的深刻理解；并认为人之心神将影响我们怎样面对生活、面对疾病。

此书作为实用教材，针对那些愿意学习实践五行针灸者；亦可帮助有兴趣者了解五行针灸之基本原理。这些原理体现了《素问》《灵枢》等中医经典所确立的传统精神：人乃天地所生，天人相应；如逆天地之道，则疾病丛生。

传统中医历经多种途径流传至西方，并在彼欣欣向荣。看到中医的西行之旅如今踏上归途，重返故土中国，实令人欣喜。我很自豪这本手册为其回归迈出新的一步。衷心期望，所有那些愿为病人付出心血之医者，能在书中找到心灵共鸣，通过对生化万物之五行的深刻理解，更好地为病人服务。

祝贺龙梅迅速而出色地完成翻译任务。还要感激她来到欧洲后对五行针灸一腔热忱，欣然接纳。佩服她有勇气向刘力红教授介绍五行针灸，感恩她怀有这份心愿：在中国传播发扬这一真正体现中医传统精神的针灸流派。

诺娜·兰格林

2011 年 2 月

感谢辞

　　一如所有的传统，我们的所学皆来自前人。每一代针灸师对自己的老师们都应心存感激。每当我拿起银针，不由想到三焦经之第七穴——会宗，这个可爱的穴位让我感到先人们仿佛就站在我肩头鼓励着我。我感谢历代先贤，因他们的贡献使我们得以认识穴位神奇的力量。我一生尤其感谢两位老师：第一位是我的针灸师父华思礼教授[1]，他以毕生智慧和对五行针灸深邃的理解深深激励着我；第二位是针灸历史学家，彼得·艾克曼博士（Peter Eckman），我常常需要参考他所著的《沿着黄帝的足迹》[2]一书来阐明在实践中反复遇到的一些问题。

诺娜·弗兰格林

---

1. 华思礼教授（J.R. Worsley，1923—2003），英国著名针灸大师，五行针灸一代宗师，五行针灸在西方得以传承发扬的奠基人。（小序号皆为译者所注，下同）

2. 此书原名《In the Footsteps of the Yellow Emperor》，作者曾为华思礼学生，以大量史实考证中国传统针灸，尤其是五行针灸流传至西方的历史沿革。

自 序

我愿把五行针灸描绘成现代世界中的一门古老的治疗术。在我们更加关注于内心的充实，为实现、发挥自我最大潜力而努力之时，五行针灸绝对能赋予我们特别重要的意义，同时还让我们对灵魂所栖息之身体有更深入的理解。针之所及，能使身心两方趋于和谐。

我所实践和传授之五行针灸这一流派至简而极实用。言其至简：我感到天下至道不繁，而深刻领悟五行后，发现她所揭示之人性正反映此至道。在我三十多年学习、实践五行针灸过程中，体会到，她能用最简单的线条勾勒出至深之人性，真是无懈可击。它又将对人的理解演绎成精密的诊断和系列的治疗程序，所实施之每一次治疗都证实了道的确凿存在。

我想通过这本书帮助人们发现这个简朴的真理，让大家有路可寻，还能学得一些方法使自己在施治中保持一种专注。

我们必须将自己沉浸于五行之中，方能深入领会每一行在人身上有怎样的表达，如此才有望将自己的技艺提升到最高境界。比如，只有当我们的治疗专门针对金，直到它展示出自己的秘密，才有可能真正理解金这一行。五行不会赤裸裸地表述自己，除非得到直接治疗。更重要者，医家对病人的体恤之心，使我们有可能理解每一行不同的表现。所以，任何不专注、用意的不明确都会模糊我们的视线，继而难以认清五行。我们必须依次专注于一行，使其向我们次第开放。

我对人之认识受赐于所采纳的五行学说，它指导我每一刻之实践。当然还有很多其他方法、其他路径，都同样基于对人生命与健康的理解，从不同方面丰富了我们的知识，这些不同的体系都能让病人逐渐恢复平衡。我希望这本书成为学生和针灸师的实用手册，帮助大家深入学习，启发思维，温故知新，巩固基础。书中所记皆是我自己和周围同事们绝对行之有效的经验。

这里我只集中介绍一个流派，并把我之所学献给诸位，这些知识业已经过无数代针灸师之提炼而传授于我。

在本书增补修订本中，特别附上"五行针灸自学教程"，以帮助那些遍布世界各国、热衷于五行针灸，但没有机会跟师学习的许多读者。虽然该教程主要针对专业人员，但也适用于业余爱好者，使其进一步了解五行针灸，并决定是否继续深入学习。

五行针灸的传授，理想教学方式是师带徒，这是过去人们掌握它的唯一方法，家族世代相传十分普遍。不过，现代教育格局日益强调学生聚在教室听课，遵循固定的标准化课程，一位老师对应大量学生。在这样一种格式化教育情形下，个体化的师徒相授，即师父把自己一生的实践心得心法传授给弟子，确实成为少数幸运者才能享有的奢侈：能就近找到师父，对其所授，恭敬诚服，且能定期得到指点。

令人难过的是，目前整个状况是大规模教学，而且还缺乏优秀的临床五行针灸老师。鉴于此，我决定尽己所能来填补这一空缺。由于目前对这种师徒相传教学方式的需求日增，而我不可能单枪匹马或者同少数几位老师来满足这份需求，因而编写此自学教材。理想人士会认为这种远程教学太不现实，甚至根本不该开展，因为学生获得的反馈太少。但是，这些人没有面对我目前正面临的挑战：中国各地数以百计的中医正热切渴望学习五行针灸，还有世界各地很多人也通过我的博客在努力学习，因此希望通过这份教材为大家提供最大帮助。

诺娜·弗兰格林

再序于 2013 年

目 录

第一章 主要诊断: 护持五行   **001**

    一、五行   003

    二、护持一行   006

第二章 五行   **013**

    一、五行及十二官   015

    二、五行前言   016

    三、木   018

    四、火   021

    五、土   028

    六、金   031

    七、水   036

    八、五行特质   043

第三章 五行诊断的组成 045

一、医患关系 047

二、传统诊断（TD） 049

三、传统诊断问诊内容 050

四、病案记录 053

五、感觉和情志信号 054

六、训练感觉 056

七、失衡程度 060

八、致病原因 062

第四章 辅助诊断信息 065

一、脉诊 067

二、怎样诊脉 068

三、血压 071

四、三焦 072

五、募穴 074

六、脐动脉（中央动脉） 076

七、赤羽氏测试（Akabane test） 077

第五章 治疗 081

一、治疗的不同阶段 083

二、治疗间隔时间 087

三、评估疗效 089

四、病愈规律 095

五、病人在治疗中的角色 097

第六章 针灸腧穴 099

一、针灸腧穴 101

二、腧穴具体分组 103

第七章 阻滞治疗 111

一、内障：外七龙与内七龙 113

二、邪气 120

三、夫妻法则 127

四、出入阻滞 129

五、瘢痕导致的阻滞 134

第八章 治疗技术 137

一、治疗技法 139

二、针法 140

三、灸法 143

第九章 治疗法则 147

一、五行相生相克规律 149

二、经气的转化 150

三、时令与子午流注治疗 156

第十章 穴位选择 159

一、选穴指南 161

二、最喜用的穴位名单 168

三、前四次治疗举例 180

后 记   **183**

译者记   **185**

附录：五行针灸自学教程   **191**

第一课 五行简介 罗马数字 诊脉 参考卡片   195

第二课 木 血压 三焦   196

第三课 火 募穴 脐动脉 脉象记录   199

第四课 土 赤羽氏测试 身体接触   202

第五课 金 查体 触摸的重要性   205

第六课 水 查体（续）   208

第七课 传统诊断（TD） 失衡程度 疾病原因   210

第八课 四诊：颜色、感觉和情志信号 训练感觉

      治疗原则 针灸穴位 主管穴   212

第九课 声音 治疗原则（续） 五行生克 经气转化

      补与泻   215

第十课 气味 邪气 背俞穴 治疗技术：针法   217

第十一课 情志 选穴 季节和流注治疗治疗技术：

      灸法   218

第十二课 治疗的不同阶段 五行的选择   220

第十三课 内障 邪气的治疗 治愈规律   222

第十四课 夫妻法则 出入阻滞 瘢痕导致的阻滞

      前四次治疗举例   223

第十五课 天窗穴 进一步选穴指南   224

第十六课 治疗间隔 病人在治疗中的角色   225

结语   **227**

译者补记   **231**

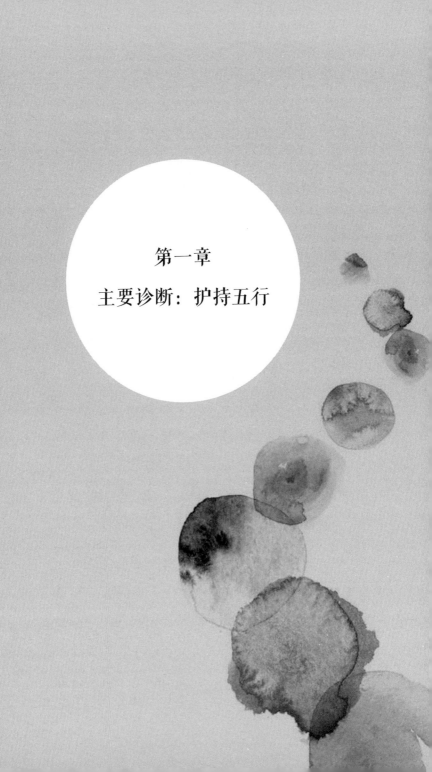

第一章

主要诊断：护持五行

一、五行

把五行作为抽象概念来研究的过程就像体会生命真谛的过程。不过,该如何去发现这一辽阔的景致呢?大自然为我们提供了最好的帮助:五行就在一草、一木、大地、湖泊之中。因五行作用而世间万物变化不息,我们能在四季更替中对这一切有切身体会,这些体会便是我们理解五行之始。如此先从观察自然入手的学习方法有一好处:不必纠缠于人为之一层层复杂掩饰。一朵玫瑰如此简单、美丽,它于我们无任何需求,既不想影响我们,也没有那些令我们生活变得错综复杂的深刻思想和情感。然而,一朵玫瑰,从种子、到花蕾、再到枯萎之花瓣,无一不是五行次第作用的反映。五行也同样作用于人,只是表现更复杂。五行不仅塑造我们身体各方面,还塑造我们的精神,使这个身体充满生机与活力。

因此在学习五行之初期阶段,大自然更容易让我们领会世间万物之循环不已,以及其中每个阶段的含义。比如把木看成身体之春,金看成秋,此乃帮助我们认识纷繁人类风景之第一立足点。下一步则稍困难,需把这些认识转化成对生命过程的理解。方法之一是观察随着年龄递增，五行怎样在我们生命过程中展示。
这里木象征童年和青年；火象征成年早期；土象征安
定下来，建立家庭；金象征更加成熟，反思人生的时期；
水象征生命走向终点，但新生命已蕴藏在它的种子里。
将五行看成生命的不同片段，显然有助于进一步理解
它们所赋予人之不同品质，因此不难明白，土总带有
几分人在三四十岁时所希望的成熟稳重；木让人们年
老时仍保留几许青春之气；而金，即使年少之时，亦
有几分成人才有的睿智。

现在我们需要把对五行的这种新体会扩展到更复
杂的人身上，需要观察五行如何通过人体各器官对我
们产生影响。大家知道，中国古人对人器官的认识远
远超越西医对它的认识，中国人将这些器官拟人化，
我们继承这一传统，称每个器官为"官"。各器官合
成的团体便是我们身心的王国，正如古时君王身边之
文武百官，他们各司其职，各守其位，辅佐君主以保
天下太平。

请记住：经脉所流经的身体各组织，所联系的各
脏腑，皆由五行力量作用于经络产生。从针灸经络图
看到的浅表经络网，与来自脏腑的深部经脉相互联系，
经脉命名来自与之相连的脏腑。我们知道人体有十二
经脉，每条经脉有与其对应之脏腑，或具某种功能；

十二经的形成与五行的十二个方面相关。各条经脉犹如信使，将十二官发出的种种指令传递到王国最遥远角落——全身每一细胞。

经络之气在不同部位输注于体表，成为针灸穴位，这些部位能接受针灸刺激。经气由针灸腧穴沿着循行于体表之经脉进入深部的脏器。这些孔穴在经脉上间断地形成很多小小的经气汇聚之处，乃经气出入、流经之所。每一腧穴皆有强大力量，与塑造生命之形、神相通，反映经气不同特征。古人赋予各穴位具体名称，蕴含穴位的独特作用。

如果仅从经络图上看，针灸穴位似乎随意分散于经络之上，其实绝非如此。腧穴出现于某个特定的身体部位，此处正是受经气灌注之处，人体不同组织、结构正好经过经脉的循行区，这些腧穴皆位于促进经气流通、有利通过障碍的最佳位置。因此所有经脉在遇流通障碍之处，即关节与关节之间，筋与筋之间，如膝关节、肩关节、脊椎、颈项等，皆有重要穴位分布。由于不同经脉会流经身体同一区域，因此腧穴可促进经络之间内在联系。一腧穴的某个特定作用，会受到与之相交的他经之气影响而加强。但属同一经脉之不同穴位，即使彼此仅相距半寸，其功用可殊。

特别值得注意者，在我们身体与天地相接触之处：伸向天空之双手，踏着大地之双脚，皆重要穴位最集中分布之处。每一手指和脚趾皆为天地之气的接纳器，同时也通过密集在此的腧穴使人身之气与天地相通。此乃天人之气最集中交流的主要部位。

所以，每一小小腧穴将吸纳流经到此特定部位之特定经脉所带来的经气。针灸师水平的高低在于能否把自己对腧穴独特作用的领悟，恰到好处用于治疗之中，让此病人刚好在这一天，在他人生这一步，得到最恰当治疗。

人体这套气机运转机制首先建立于五行之上，然后分出十二官[1]，再分至一个个针灸腧穴，相当于西医对人体结构的层层深入认识法，具有相当的复杂性。如果再将更深一层的精神灵魂交织到这一复杂结构中，我们便构建起一个有象征性的代表，反映极其复杂的人性。

二、护持一行

五行针灸的核心在于理解每个人与五行中之一行

1.经络、脏腑层次。

有特殊关联，后者带着自身特殊性成为人的生命核心。在我们体内，五行按自身规律运行，其彼此间的相互关系造就我们。正如画家作画，每次调色永远不可能调出完全相同的色彩，所以构成人个性色彩的五行组合方式，也绝不会重复。人人皆受惠于五行，但其中一行成为我们的特殊护持：照顾我们，呵护我们，把我们单挑出来授予各自的担当。

这一行又被称为疾病起因（causative factor，CF）或素体因素。我称其为护持一行，并视之为人一生之护佑和指引，让我们找到自己在五行循环中的位置，从而发挥自身的最大潜力。护持一行赋予我们各种特性，不可避免地影响到人气机失衡方式，还影响一个人的成长、进步。任何一种身心失调，都是护持一行不能保持平衡之结果。

彼得•艾克曼在他的著作《沿着黄帝的足迹》（1996版）中，对素体五行的不同认识做了精彩总结。关于"起因"这一概念他写道："起因的专业定义是：五行中的某一行或者某一脏腑由于长期处于失衡状态，不能得到自然之力完全纠正，最后引起或加重整个系统失衡，甚而波及其他各行或脏器。这一行便称为起因。所以起因是针灸治疗的中心。"他还补充道："日本经络疗法和韩国体质针灸都明确规定某一行或一个脏腑为治疗之中心，每个病人都按照五行判断。不过二者对起因何时形成，以及它是否随着时间推移改变等问题有不同看法。"

因此我们是否生来皆有主导一行，或者主导一行由早年的遭遇形成，关于这些问题一直争议不少。而争议之焦点在：把主导的这一行看成五行中的薄弱一环？或相反，视其为个人成长之核心，一个人最大潜力之所在？

如我们把素体一行看成一种弱点表现，那么治疗即帮助这一行恢复平衡，与其他四行共享健康。照此观点，当身体恢复健康，这一行原先留在我们身上的感觉信号，则应消退或变成中性。但是，如我们认为这一行有更深刻作用，一旦经过针对性治疗，原先帮助我们诊断、反映失调的各种指标则应消失（例如，皮肤缺乏红色可能是火不及表现，治疗后皮肤会透出粉红色），而它平衡状态下的主要表现不改变。因此，把素体一行作为诊断、治疗依据之针灸师（以下称五行针灸师），必须决定采用哪一种认识。我采纳后一观点。

如何看待个人命运在很大程度上取决于我们对生命之认识。我不能接受者：人的生命只是各种遗传特

点之堆积，纯粹由父母的不足或长处决定，没有任何
闪光个性，没有自身独特的东西。在我看来，小小灵
魂，诞生于母亲子宫，一尘未染，带着属于自己独有
的东西来到世界，在我们身体上留下特殊基因印记。
如用五行语言表达，此印记即五行其中之一的表现。
因此在我看来，护持一行乃受孕一刻，上天赐予之祝
福，带着它独有的特点和需要，塑造生命，指引我们
的人生。

每个人的独特性，可看成是从略微不同角度对现
实的一种反映。它所倾斜的角度，即各自的突出点，
是五行在我们体内达到一种特殊平衡的结果。也由其
中的主导一行决定，它是生命之轮的核心，其他四行
都围绕它运转。主导一行塑造着我们的人生，如果听
从其警告，人生即向善；反之，人生向恶。它跟其他
四行的关系：一荣皆荣，一损皆损。作为生命的中心，
其健康与否决定我们能否保持内在平衡。它还形成一
个人个性的核心。那些经过训练的人，能发现人身上
之五行印记，发现原来每人皆是五行活生生的展现。

每个人都带着护持一行的特别恩赐来到世上，随
之也带来潜在问题：能否明智利用它——从其光明一
面还是从其阴暗一面？我们的护持五行，每一行都有

其阴暗一面，有麦斐斯托斐利[1]的步步紧随。原本积极、创新的力量可变得软弱、消极而富有毁灭性。正如凡事皆有两面性，五行之中任何一行既能使我们平衡也能使我们失调；可使我们向前，也可让我们止步。

五行让每个人肩负自身责任，我们必须顺应自己的主导一行，才会有平衡、和谐之人生。当我们顺应其需要，会找到生活的方向，人生为之充实。很多病人会对我这样说："我从没有像现在这样认识自己。"或者"我明白自己是谁了。"当我们违背五行需要，将迷失方向，人生道路似乎被阻断，五行将从护卫天使变成复仇恶魔，以疾病和痛苦来折磨我们。

因此在（五行）这个意义上，我们并不能自由选择主导五行，正如不能自己选择出生的时间，选择父母，选择生于富贵或贫穷之家，选择身材之高矮，卷发或直发。

人的一切言行，都是护持一行的忠实展现。它给我们打上特殊烙印，我们将终身带着这些印记：没有什么能改变我们眼睛的颜色，抑或骨头的尺寸。它的惠顾和赐予，造就了我们。这一行之影响如此深远，它留下的痕迹在我们身上：眼可视、手可摸、耳可闻、

1. 麦斐斯托斐利 Mephistopheles, 歌德著作《浮士德》中的恶魔。

鼻可嗅，可谓无所不在。它使我们的脸庞透着特殊颜色，讲话有特别的声音，身体散发特殊的气息。

比如我的声音，不仅仅是一种单纯声响，而是来自我内心深处，表达我是谁，我怎样，我每时每刻的感觉，它是我身体内五行之间相互作用的特殊结果。由于这种音质的独特，它能为我打开其他声音所不能开启的大门。同样，我的肤色、气味都为我所独有，不可能被复制。所以，如得到正确解读，这些独特信息都能为诊断提供依据。

护持五行还赋予生命一种情志取向，使我们所做一切带上特有之感情色彩。这个情志过滤器影响我们看待一切事物的目光，以及对事物的反应，甚至我们的动作。它还影响我们的言语表达方式、行为方式，以及对事物的理解力。我们面对生活中各种压力的反应，即五行承受压力的反应，并非一混乱无序的过程。我们的护持一行，决定人生活之方方面面，也决定我们面对挫折、困难的态度。它影响我们怎么生病，怎么热恋，怎么走路，怎么讲话，觉得什么好笑、什么难过。个人生活的各方面皆定向在一片段上，它是整个五行循环中某一行的展现。

在西方，最接近于这种把人按一定特质分类的，乃将人按性格分类，即四种体液说。这一古老医学概念，虽早已被尘封而遭人遗忘，但它颇接近护持五行这一理念。这一类医学体系，还有世界上其他医学系统，尤其是东方的一些医学体系，都基于一共同认识——人造就自身之疾病。某种程度上可以说，什么样人会生什么样病，人的体质决定其某方面容易失调。

人一生的目标应是努力追求完善自我。以五行针灸而言，即使护持一行发挥其最大潜力。这种成长非一次性事件：起于治疗之初，止于数月之后。人会不断成长，进步与改变将伴随一生。同时五行在年复一年中不断循环往复，每一次循环会达到新高度，表示人生增加新的阅历，正如树的年轮代表其年龄。最高境界之针灸治疗，将伴随人生成长之旅；在承受压力，需要更多支持时，治疗频繁一些；而人生顺利之时，则治疗减少。

如想真正发挥身心潜力，不仅需要护持一行保持自身平衡，还要充分施展自己、挑战自己，这两点有时会冲突。所以人在发挥最大潜力过程中，往往不会轻松愉快，因为护持一行引导我们改变自身。每一次针对它、扶持它的治疗就像跟命运一次潜在约会。

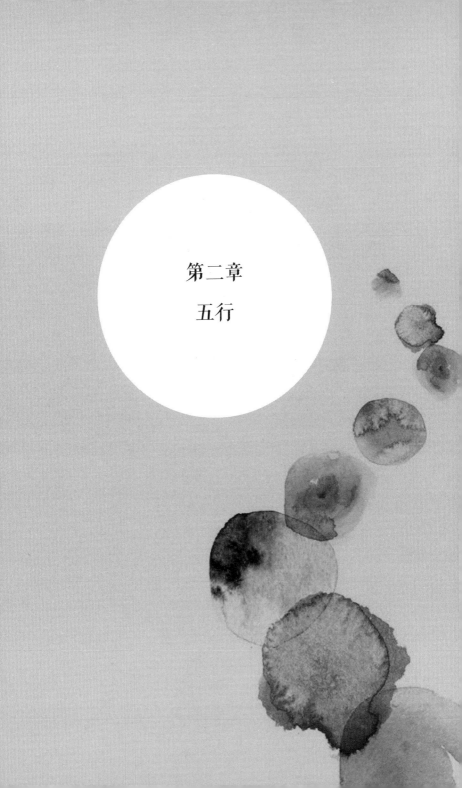

第二章

五行

一、五行及十二官

木、火、土、金、水五行造就生命之循环，人之五行将其工作分派给十二官，每一官都有特殊作用。以下是传统的描述：

Ⅰ.心　　君主之官

Ⅱ.小肠　受盛之官，分清泌浊，化物出焉

Ⅲ.膀胱　州都之官，水液藏焉（主水液的储存）

Ⅳ.肾　　控制水液

Ⅴ.心包　臣使之官，喜乐出焉。主血液循环及性液分泌

Ⅵ.三焦　决渎之官，水道出焉。主三焦之分野，协调食物之消化吸收

Ⅶ.胆　　中正之官，主决断

Ⅷ.肝　　将军之官，主谋虑、计划

Ⅸ.肺　　相傅之官，治节出焉，主吸纳天之气

Ⅹ.大肠　传导之官，主传化糟粕

Ⅺ.胃　　仓廪之官，主腐熟水谷

Ⅻ.脾　　谏议之官，主转输

在此书中对十二官的编号，我始终使用罗马数字[1]，这是五行针灸的一个传统方法，括号内加注更标准化的简称，以方便对五行符号不甚熟悉的读者。

1. 该书原本针对英文读者，故使用数字或字母来注明经络及腧穴等。译者直接使用其中文名称。

保持这种传统编号有两点非常重要的原因：其一，它强调心，君主之官在五行针灸中的重要性；其二，它提示十二官在卫分的排列顺序，与相生之顺序正相反，还有助于诊断十二经经气出入的阻滞。

尽管任督二脉分别定为 XIII、XIV，而临床上这两个编号已很少使用，而分别用 CV、GV 的缩写代替。

二、五行前言

记述五行，我发现困难之一在于：太容易把五行描绘成固定类型，而太难表达五行之各种珍贵品质怎样在人身上独特展现。

多年来我逐渐形成自己对五行类型的判断方法，但在实践中随时发现有误：某一行在某病人身上之某种表现，看起来几乎跟我认定的那一行特点恰恰相反，或者我最初之判断太肤浅。因此应随时提醒自己：把人如此按类型区分近乎不可能。作为一名以五行为衣钵的针灸师，如果每个病人都像针灸挂图上标的那样，身着原色之衣，我当然会感到无比惬意。但现实并非如此。现实中每人皆呈现出一系列极复杂之细微差别。因而在此，我只能以最简单、最基本的线条来描述五行的各种表现，余下者请大家在实践体验中去补充。

开始下文之前，需暂停笔。因为我发现描写五行中的某一部分比其他部分更容易，不得不深思为何如此。出于种种原因，我必须向五行中木与火表示歉意。写到土这一行，我感到轻松起来，而到金和水，不由舒一口气，进入生命更深刻、精妙之领域，描写这些东西我觉得更容易。

当我想到木这一行，是什么阻碍了我的思路？可能因为其纯粹的简单和直接，就那么方方正正矗立我面前，要求我的关注，后面和左右的视野都被它挡住。木不需要微妙或者细腻的方式，直言不讳，思想清晰，线条简单，毫不含糊地表达一种人生观：欢迎明确性。也许木的直截了当对我是一种挑战，因为我不得不跟它正面相对，描写它的语言都很实在、简单、有力。而形容其他几行时我所享受的含蓄和诗意，在木这里用不上。

写到这里，我发觉自己想躲开跟木打交道的那种针锋相对，这是木对我的要求，令我有受逼迫之感。我的语言因此常常带几分贬义，似乎我想描写的木有些负面品质，不免令我产生抵触。也许我很羡慕它这种对生活直来直去的态度，可能是我所望尘莫及，这羡慕本身就有些消极意味。如果把生活看得这么简单，直白地要求，有力地表达失望，一切会变得何其容易！此外，我还得承认，跟自己家人相处的经历也影响我对木的看法：有正面的，也有负面的。所以我不能非常中立地看待木。它总是激起我内心某种不安，正如每当冬去春来，空气中的变化，会令我不安。

经过这番内心剖析（我想木能理解，因为坦诚是其标志），我便可以迈入它的领地，并由此进入五行的循环，微微开启五行之大门，呼吸一下春天清新的气息，怀着对新生命的热忱和乐天之情，让我们开始短暂的五行之旅。

三、木

木：希望与新生的护持

让我们来想象一下单调无比的冬日景象：万物寂然，了无生气，眼睛捕捉不到任何活动迹象。似乎连空气也陷入沉默，透着死一般的沉重，以至任何一种声音穿过，都像回荡在有着高高穹隆的小教堂里。大自然蜷缩起来，躲避着寒冷。当白日渐渐增长，有一种生机蠢蠢欲动，一切似乎微微起痒。当小小嫩芽破土而出、吐露枝头，有如绿色涟漪漫过大地，起初它们不过是小小凸起，随着空气日渐温和，渐渐显出清晰轮廓，带着参差的绿意宣告自己的到来。当万物复苏，在一棵棵幼芽里显示新生命来到之际，总是这绿色。

我们不由得惊叹这份力量，它是破土而出，新芽吐露枝头所需的一分决然勇气，是阳光下对无数新生命的小小赞美。果敢中透着一分坚定，绝处逢生需要顽强与执著，这正是木所具备的生命力。足够的力量需要集中在每一点，唤醒沉睡的种子，然后又到下一点重新开始，直到整个大地笼罩在一片勃勃生机之中。

木为生命之构造力，造就我们的未来，它的每个行动都是未来的一部分。木负责行动，而且所有行动都按其制定的计划进行。它绘制生命的蓝图，每颗幼苗里，都有小小的成长蓝图，使自己成熟、成才、成人。

这世界展现给木的是一个有无尽可能之天地，等待它去做之事的确太多，以至它总有些缺乏耐心，生怕事情溜掉。对生活中的各种事物它都充满热情，行动及挑战的乐趣给木以无比享受。这份热情使木不论干什么都充满朝气，乐观向上。它是五行中最不受约束的一行，使出所有生机宣布自己的到来，使春从寒冬里脱颖而出。在木看来，生活永远有着春天般明亮的色彩。所以，某种程度上，无论多平衡，如要求它收拾起那份孩子气，而接受生活所要求的成熟、冷静，它多少会怀有几分怨恨。

木喜欢迈开大步行动，这样它感觉最自在。对其行动自由之任何约束，都会以愤怒的情绪表示抵制。我们使用愤怒这字眼来指一种强大的自然力量，它推动事物进展。如这种自然之活力受到阻碍，愤怒会变成懊恼，就像孩子被关在家中，而外面太阳高照，伙伴们玩得正欢，其恼怒可想而知。

木把春天淡淡之绿意映在我们脸上，让我们身体散发出新鲜蔬菜之味。声音中透露出一种控制欲，称之为呼声，总有些斩钉截铁之感，是一个人想掌管局面时发出的声音。而这些号令由肝、胆二官执行，肝主谋虑，制订计划，胆主决断，实施计划。

病　例

一位属木病人，45 岁，过去 8 年来一直接受治疗，现在每年治疗两到三次。20 岁以后他一直有消化系统问题及头痛，因此就诊。追溯其病因，发现他上大学期间，有一段时期很困难，他觉得所选择的课程束缚自己，意味着木对一个不能自主局面之厌恶。最初他对治疗毫无耐心，觉得改善太慢，几乎一度停止，后来我明确相告，欲得效果必假以时日。此时我已掌握主动，给他一个很牢靠的安排，让木感觉非常舒适。

现在他是一个令人愉快的病人，一旦需要会很乐意前来治疗，听从我的所有建议，使其生活方式有利于健康，人充满活力——木很明显的特点之一。如我们对病人方式正确，治疗中保持明确与主动，木将是最容易治疗的一行，因为它要的就是赶紧好起来，可继续做想做之事。柔软舒适的治疗房间，令人放松与释然的气氛，皆非木所喜好。它更愿意在外做点新鲜事，有所行动，使事情有所进展，这儿看看那儿瞧瞧还有什么可做，它每一小小行动可催开另一颗幼芽。

四、火

火：人与人关系的护持

木，这个五行中的孩子，把我们交给火，进入年轻的成人时期。一颗颗幼芽，曾经如此专注于自己之新生，开始意识到枝头上还有很多其他新芽。火伴随我们步入充满各种关系的世界。

这里，我还得声明另一偏见，因为这是我的特殊领地：五行循环中火这一段是我的家园。没有比写跟自己最近之物更困难，对我而言，描写火这一行亦不例外。它会牵动我内心之情感，在字里行间难以掩饰，所以我的语言往往显得有些生硬，似乎意志要克制这些情感，而火占据着我的心，不愿被克制。这几句话我已重写很多次，每次都略略不同，总觉得还缺少一分我给其他各行的真实感。

我的难处之一在于描写火的复杂性，它有两个十分显著的方面：反映在它的四"官"上，分别为君火、相火，君相二火各有不同特点。我们几乎像被赋予两种火的护持。君火让我真正感觉自在，而对相火稍感陌生，但它跟我有足够相同之处，不免带来混淆。正因为这些共通之处，它又唤起我的不安。不过幸运的是，火以它无比的亲切、随和、开朗，助我渡过难关。就像木，火在我眼前，五行中至阳的一行，对世界展开双臂。当夏日花儿盛开之时，吐露着春天每颗紧闭的花蕾最深藏的心思，令人一目了然。火的花朵在盛夏绽放，热切地对世界张开自己。这分对外界的开放使它易受打击，它因此得学会保护自己，我们如果希望人生有所成就，都得学会保护自己。因为芸芸众生，每个人都可能带来潜在冲突和疑惑，而火的任务正是解决这些问题。

火这一行中有四官的复杂组合，也是唯一同时容纳四个伴侣的一行，足以说明这一行于全身何其重要。作为中枢的心一刻不停把生命的血液泵给我们的身体和灵魂。心脏处于火的两位大臣的环抱之中，它们无所不包，分别为三焦和心包。三焦也许是十二官中最复杂一位，其责任广大而分散，协调其他脏腑间的各种冲突和需要。而心包主管散布周身之血管网，不像三焦被局限在三个具体部位，她可不受阻碍行遍全身。二者像为心脏奔波的两位大使，同时还是心之护卫，默默维持天下太平，使心君行其正大光明之政。此乃相火二官。

再靠近心脏一些，便是小肠，他是诸大臣中与心联系最密切的一位，以其阳对应心之阴。从其体表循行路线可看出小肠的重要性：上行至手臂后侧，绕行肩胛，继而与膀胱经和督脉相交，循颈，上达头部。可认为，只有小肠、膀胱和督脉这三官支撑着脊背——全身最密集的承重部位，循行于此三官之经气构成人体气血的基石。据此，可明白小肠之于火的重要性。他赋予火，心在其中，一份顽强生命力。夏日嬉戏无忧的欢乐在小肠这里淡化，代之以确保心脏安危的责任感，使小肠成为一位坚韧大臣，肩负着每一次心跳务必万无一失之重任。因其责任重大，必须随时保持警惕，注意周围动静，思维敏捷，行动迅速，当机立断，即刻扫除障碍，把问题化为乌有。

再进一步，到生命最核心之处：心脏，王国之至高主宰，身体和灵魂的君主之官，生命本质所在。何其幸运，君主身边有一群勇于献身的卫士，执行其命令，忙碌着承担各种责任，督促其他大臣尽其职守，而他自己则稳坐王位指挥一切。小肠就在他脚下，不停筛选、分理。当二者（心与小肠）有效运转时，每次心跳都很平稳，健康时我们不会感到心脏跳动。然而在这一强大组织内，哪怕是最细微故障，也会影响其平稳运行，我们立刻会觉察到混乱的端倪，犹如危机四伏。这个原本无比稳定的器官，即使心跳只停一次，出现一次不规律搏动，整个王国也会为之颤抖。

小肠维护心脏之主宰，说明二者皆有百折不挠、坚持到底之精神。生命不息，心跳不止，心之阳刚伙伴小肠会伴随他跳动到最后一刻。所以这两官总有几分严肃，因为他们常面对攸乎性命之事，其所作所为都透着严肃谨慎。有时很难看出他们身上火之特征：喜悦和欢笑声。只有当满意完成自己的工作，做了该做的一切，才会明显表现出来，真是在一番辛苦劳作之后少有的闲暇。

从相火之二官，我们看到火的容颜：明亮又快乐，在火的季节，毫不拘束地迎着夏日阳光，这是令君火羡慕不已的一种率真。相火以自己的方式护卫心，但无意于如此严肃而不间断地工作。如果其保卫很有力，还会有闲暇在城垛上开心玩耍，平衡时会焕发出由衷喜悦，感染着身边的人们，犹如阳光普照，温暖一切。火之情志为喜乐，其声笑，其色红，其味焦。

火如果失去平衡，君相二火表现不同。君火表现为活动增多，类似过分活跃，生理上可有心律增快；陷入一种茫然，不断自我质疑、犹豫，难以正确判断自己该做什么使身心和谐统一；急切想做事，可能太狂热，太执著于事情的完美；发出的信号，尤其语言方面，常使周围人摸不着头脑，因为语言是小肠传达心君指令之重要渠道。吞吞吐吐，思想、语言含混不清可能是君火失衡之征兆。含糊信息来回传递，表明它在竭力维持天下的太平。

相火失衡表现与上不同。它形成火的外围城墙，站在心的密室之外。如不够坚固，这种防卫易受外来攻击，表现出相火易受伤害之一面。因为火的这一面直接面对外界，是我们与周遭世界初次相交道之地。如果火的这道防线受到任何损伤，则我们与他人接触时易受伤害，因而躲避在自己造成的伤痛之中。不知该怎么应付时，它可能会蜷缩不出，跟那个平衡时光明坦荡的相火相比，此时它黯然失色。

对两种火失衡的初期治疗相同：都从相火开始，

至少四次。之后如我们决定治疗君火，再另行其道。这样做是为确保火的外围防护一开始即得到足够加强，无论诊断相火或君火，因为区分君相之火往往很困难。从相火入手，可观察三焦和心包之反应。如疗效好，可停留在外围治疗相火；如感觉治疗不到位，君火会有不满反应，因为未得到所需之支持。此时应转向内而治心与小肠。

病　例

　　以下两个病例清楚显示火之两个不同特点，也表明区分二者之困难，因为尽管有所不同，但本质皆火，故又有很多共通之处。所选之君火病人：她因感绝望前来求治。按她说来，是为子女忍受不如意婚姻，对自己的将来很灰心。初诊时她显然想竭力自己解决所有问题，我感到她因为向我求助而颇有失败感。她很仔细地听我讲话，但要把它们变成自己的。当我的面，她很明显在思考我的话，然后表示同意或不同意。这有点像后面将会看到的土所具备的特点：处理事情的能力。不过区别在于处理的速度，以及倾听与处理能否同时进行。我们会发现土喜欢一次一个问题，以便一一彻底解决。而小肠则能够而且必须同时领会很多事情：各种想法、字眼及行动，它会尽力尽快弄懂这一切以协助心脏保持平衡。能否胜任这项工作取决于其平衡状态。

失调时，其思维混为一团，不仅自己，别人也都被搞糊涂。我这位病人即很有此特点，她那些难以捉摸的行为，显然让她老公感到难以应付，而成为两人关系之障碍。治疗在帮助君火二官，使其能更自如应付各种它们不得不面对的冲突，这让她内心平静下来。现在她给周围人的印象不再是难以理解。最后，新的平衡使她以更积极的方式解决了婚姻矛盾。可以说，她的心重新把握住自身力量，并领着她步入稳定的生活。

相火失衡则体现在火之防卫机制故障，这类人非常担心如何跟周围人相处。因为缺乏自我保护能力，为避免再受伤害，使已经不牢的防线更加削弱，他们会躲避与人接触，还可能判断不准与之交道者：对一些人不明智地敞开心扉，而对另一些人又过度设防。尽管问题显然是在火的外围，但可认为有阴盛倾向，因为心包的作用代表阳中之阴，而君火总带点小肠的阳刚之气。心乃阴脏，小肠为其贴身卫兵。

我的另一病人提供相火例子。和他一起我已感到轻松和自己脸上的笑容。从君火转到相火，可以如释重负坐下来。从一开始，他便十分热切地抓住治疗带给他的每个机会，使自己改变、进步。他只想让身边人都快乐，包括我这个治疗者，这样他自己才快乐。他为能告诉我自己感觉多好，生活有了多大改善而十分愉快。

初来时，他颇消极，几乎自认命该如此：无论多沮丧，生活多不称心，已不指望生活能带给他快乐。他说同爱人关系不错，但语气中全然没有一分由衷喜悦。看得出，两人之间问题很深，而他处于很被动角色，几乎放弃维护自己，很是无奈。

针对心外围防线的治疗，使他无论在家还是在工作中都硬朗一些，人明显高兴起来，去看了多年没见的母亲，还同从小有芥蒂的妹妹言归于好。对他人的判断更恰当，对那些可能伤害自己的人有所设防，这是他过去很明显的一个弱点。

当上面这两位属火的病人进一步恢复平衡时，原来失调时感官所发出的信号也随之改变：他们脸上透着更健康的红色，身上焦味变淡，最后，笑声也回来了。相火那种随时洋溢的喜悦在他身上更明显；而我的君火病人，明显变得更热情。不过，她永远保持着一种稳重、严肃的快乐，反映君火深深的责任心，很少会像现在那个相火病人：把喜形于色的快乐奉献给周围的人。

五、土

土：温馨家庭的护持

木与火，春天与夏天的五行，二者之气机皆为放散型。他们都是行动的号召者，对世界张开着自己，都在给予，但方式不同。夏日即将结束，大自然开始缩回到自己的怀抱。当白昼渐短夜渐长时，春夏那种向外的气机被一种内收之气代替。五行之气也渐内敛，转入接收。土是一年之转折点，经过春夏的繁忙，人身之气开始转入收藏。土收获木的行动、火的各种关系得来的硕果，把它变成生命的营养奉养万物。这是丰裕的大地母亲，生命的摇篮，奉上一切养育我们。如同脚下的大地，乃万物之依托，土是根基，支撑我们。它是五行之轮的轴心，其他各行皆围绕其运转。

土也象征我们亲生之母，其平衡与否反映我们跟母亲的关系，就像金反映我们同父亲的关系一样。火表达爱意的方式向外，在土这里变为向内，土将所爱亲人拉向自己，既为去哺养，也为自己获得奉养。

像火一样，土也关心人，因为它要养育他们，但火与人的联系如同向恋人伸出双手，而土更像母亲把孩子拉到胸前。因为在能给予之前，土需要接受，它必须先养活自己才能哺养他人。因此土具双重角色：时而是饥饿孩子嗷嗷待哺，时而是满足的母亲，准备哺养他人。土永远处于如此之双向过程，从外界吸收营养，不仅包括物理形式上入口之饮食，还有精神食粮——思想、感情等，所有这些都要经过土的加工，然后传送给其他各行。它相当于从外到内之通道，不是空出自己就是填满自己。因为它接纳的所有东西必须立刻传送出去，所以，可认为它一直处在空虚和饥饿中，永不满足。所以土有需求感，因它深知必须先喂饱自己，才能满足依赖于它的其他四行。

由于我们不停需要水谷，土会有精疲力竭和空虚之感。当火失衡，会因伤心而痛苦；土则因饥饿而痛苦，一如干燥焦渴之沙漠，自己一无所有时，亦无可奉献。而火总想给予，直到火光彻底熄灭，因为火在每一次给予中充实自己——点燃新火种。而土，一旦自己粮草断绝，只好抓住所有应该给予的，否则自身难保。当土受侵害，它不得不自私，索取应该给予的，饥肠辘辘地守着空空粮仓，要求别人把它重新装满。土内心深处，有一个饥饿孩子的幽灵。

土之二官乃胃和脾。胃腐熟水谷，在更深意义上，他还消化我们的各种思想与感情；脾乃人身气血之差仆，协助分配能量，往来穿梭于其他各行之间，为其输送所需。脾是供他人使用之交通工具，一个不停歇的传送带，把土所化生之水谷精微分配至身心各角落。

土为我们脸庞抹上一层淡淡黄色，使我们声音娓娓，像母亲哼唱之眠曲；让身体散发香甜之气息；突出情志对它牵挂之万物充满理解与同情，它能跟我们同感受，即"同情"最原本之意。平衡时，它能深感他人之痛苦，犹如母亲能体会所有儿女的忧愁与喜悦。

病　例

　　一土行病人因双踝严重肿胀和胃痉挛前来就诊。这些症状出现于工作上获得提升，搬到单人办公室后不久。土最渴望有人相伴，需处于事物中心而非外围——恰是此病人感到的升迁后果。现在他每天生怕进入那孤单办公室，觉得被孤立在集体之外而不能正常工作。

　　土之所苦从不同方面表现出来。食物难消致胃痉挛，输布障碍而致水饮停聚于踝。针对土的治疗培补其脾胃之气，土既得培，其足踝之肿胀与胃脘之不适渐愈。治疗同时，他听从我的建议：让其他人搬到自己办公室。之后他告诉我，觉得轻松多了，工作水平也为之提高。发现自己原先找无数托辞离开办公室，就为能跟别人待一起。现在感觉重新回到中心，受到周围的支持——所有土行人渴望的家园。

六、金

金：纯洁的护持

　　夏天过去，土收获耕耘之果实，贮藏于粮仓，秋天来临，进入金的季节。金处于自木开始的五行循环的尾声，如同给春的工作画上句号。这是一个令人感觉失落的季节，是我们伫立沉思，惋惜光阴流逝之时。树叶落尽，树木现出其清晰之枝干，像肌肉被剥离显出骨骼，也是我们看到事物本相之时。

此处，在五行循环这一段，我不禁感到无比自在，想弄清何以如此。看来我很欣赏和理解的金，深刻而敏锐，仿佛永远有种成就力——正是我一直努力之追求。之所以这样看，可能因为在我人生中，那些给予过我极大帮助的人，大都是金，而且至今仍能求教于他们的深邃智慧。

土代表养育，是母亲，金则是父亲，不仅是我们的生父，还指所有那些超越日常生活的更高深玄妙的东西，是"我们在天之父"的灵性代表。土的形象为我们双脚被地心力牢牢吸住，金则是双臂伸向苍天。

五行中金支配范围最广，从司呼吸之肺一直延伸到传化糟粕之大肠。通过呼吸，金使我们与浩瀚宇宙大气相通，这宇宙在我们身外有节律地呼吸。因为明了万物存在有更深远意义，金所关注的已不再是日常琐碎，而是那些超越生死之某种永恒。金为我们筑起一座桥，通向更广大深远的世界。它肩负的职责是把每一微不足道的短暂生命中所发生的一切，在无所不在之大道中，赋予某种特殊意义。

直到繁忙的春夏过去，金才开始工作：抛弃所有无关紧要者，只保留它认为于将来有价值之物。如果生命有某种意义，是金来评定其价值。火以爱的天平衡量一切，金则以价值衡量一切。其职责是确保从木开始之循环不至归于平庸。

金所代表的不仅是我们呼吸之空气，还有大自然传送之精华，它营养年复一年更新之生命。秋天里并非一切都凋零消逝无踪。落地的枯叶，经过风吹雨打，把微量元素分解到土壤之中，肥沃了大地，未来的种子将在其中生长。秋天土壤里沉积物的质量，将决定来年生长的强弱。没有空气，万物不生；没有土壤中之微量元素，新生命无法获得营养；没有金之品质，所有其他五行的作用将化为乌有，失去价值。

金如此专注于评定什么有价值，什么是精纯，以至它对自己和他人都有最高要求，连自己也常常觉得难以达到。金人乃完美主义者，做一件事必须完全符合自己要求才罢休。他们很难接受自己已经做到最好，因为即便最好仍认为不够。他们总有难以消释之疑：还应做得更好，不情愿把事放下。

平衡的金会鼓励大肠排除无用之物。而一旦失衡，它会失去对取舍之分辨力，从而不协调运转：时而紧紧抓住一切，时而又放弃一切。此即便秘或腹泻之由来。这种失衡还会影响到其他层面，由于金难以抛弃那些对精神或心灵没有价值的东西，人的思想可因此停滞不前。

金行人如不能舍弃对自己已毫无价值之物，会感到内心不洁而加倍补偿，变得对自己外表极度挑剔，在公众场合永远衣装整洁，一丝不乱；或者脏兮兮，不修边幅。此皆一个人失去自我价值感，失去自尊之表现。

是什么超越着自我，在寻求这个答案过程中，金行人永远感到有一种超越他们必须努力实现。平衡时，他们体会的是追求一种未来，一种超越，一个目的；失衡时，感到那是过去的，他们已经错过的机会，为之怅然的东西。对于永不再来的昔日，金有着最深的叹息。当金气失调，这份对过去的失落感让人如此沉溺，以致他只能生活在过去，以无限眷恋的目光回望逝去岁月，那时一切可能是另一番光景。这份对往昔的眷恋之情可割断金行人同现实之联系，感到与世隔绝，生活变得空虚而无意义，迷失人生目的。

金有一种悲哀气质，因为这个完美的追求者明白，无论怎样努力，永远难寻他内心祈求的完美境界。金为人间之不完美潸然泪下。它悲泣还因为深知，木的每颗花苞，充满对未来的希望，然而死亡，生命永恒的阴影，就藏在花蕾之心。故金之情志为悲；其色白，如寿衣之色；秋天的树叶，踩在脚下散发的气息为其味；其声为逝去的一切伤感。

土行人可能感到母亲没照顾好自己，金行人则可能体会与父亲感情的失落，似乎被父亲割断联系。内心深处，他们感到需要重新找回这份失去的联系。在母亲身上我们寻求安慰，而在父亲身上寻求尊重。如果一个父亲没能同孩子建立起亲密关系，这孩子体会到的是一份拒绝，这是对孩子自我价值感的打击。他人如没有给予金所渴望的尊重，金会感到被贬低。因为他们以价值评判一切，所以在评价别人对自己的感情时，他要看别人对自己的珍视程度。这与火不同，火判断别人对自己感情时，要看自己可以被允许给予多少爱。

病　例

一个年轻金行人，大学中途辍学后来就诊。在学业上他深感困惑，不知是否真正喜欢所选专业。他来自一个很有成就的家庭，家人指望他学术上大有造诣，为此他倍感压力，自认为在家人眼里没出息，无论如何赶不上他们，自己所做的一切都没意思，很空虚，这是在缺乏别人尊重时金行人的感受。生活在一个成功而专断的家庭阴影之中，从没有树立起真正的自我认同感。难怪他感到，正如自己所言，似乎能被"一缕轻烟吹走"。他失去精神寄托，而这正是金之赋予。

他沉浸在自我怀疑和失败感之中，难以正常工作。事实上，生活令他感到窒息。中断学业是他这段痛苦经历的最后一步，在自己所做的一切中，看不到任何价值。与日俱增的失败感已使其感到同生活割裂，再无意义继续下去。

治疗在于扶持金，当它有所改善，他重新感到自己同周围的关联，加深对生活的看法：人生有意义。随着自我价值感增强，他开始重新审视自己跟家人的关系，感到是一种更平等的关系，自己也有可贡献的价值。学会发现自身真正价值后，他能抛弃那些无用的东西，包括自认没出息的想法。经过几个月治疗，他觉得内心足够坚定，便重返学校，但决定改修自己想学的专业。这个决定反映他重新获得的自信：是自己，而不是父亲，才能决定什么最合适他。

七、水

水：生命的媒介

生命的往复使五行之轮继续旋转，这是生命归于永恒的一个没有尽头之通道。每一行，犹如一颗念珠，被光阴之手缓缓拨动。五行中最后、也是最神秘一行——水，以它流动之手，温柔而坚定地拉住一根绳索，把这些珠子串在一起，使一切从终点回到起点。

因为水融合一切，非万物之终点，而是成全一个完整轮回。水以无穷的力量追求合一，高山也无法阻挡；它执著而温柔，一滴一滴削打坚硬的岩石、柔软的沙粒，直到与自己同胞重新融为一体。

巨大的五行之轮不停转动，五根辐条依次支撑着这个巨轮，每根辐条代表循环中之一瞬：从生到死，再到新生命诞生。生命的起落回荡在每一次轮回中：木的小小嫩芽从死气沉沉的大地冒出，生命诞生，它满怀希望端详春的新天地，还未请求火的温暖，使自己成熟；巨轮继续向前，使火辛勤劳动的果实，坠入土的宽阔怀抱，成为奉养生命的食物；而金，在远处注视着这一切，会俯冲下来提取那一点精纯而珍贵之物，使其升华。

当金翱翔高空，是我们实现最大超脱与人格升华之时。当五行之轮继续缓缓向前，漂浮到水中时，金梦寐以求的那个失落的天堂即毫不费力地得到，因为水所深知的天堂，正是金竭力想重新得到而曾徒劳找寻的。这是轮回中我们与万物再次融为一体之时，是我们沉入事物本质之时。当水拥抱我们，我们便把自己交给它。水的力量，温柔而执著，使所有想升腾的努力都化为泡影。

水中回响着深刻而久远的记忆：那时万物浑然一

体，宇宙尚未在爆炸中诞生，开天辟地散落的物质还没被抛撒到最遥远的虚空。在土诞生之前，在日月星辰照亮天际并足以温暖人类种子之前，在生命从中萌芽之前，在它的第一个细胞诞生在一滴水中之前——宇宙最原始的完整缩影，水已经存在。是它那永恒而节律的流淌，渐渐塑造了整个世界。

水，来自遥不可及的虚空，经过漂浮、汇聚、冷却，以及无数次改变形状、面貌，把自己薄薄散布在大地之表，成为一切生命的温床。我们也许只能隐隐窥探其目的，它让大地准备好接受伟大生命之赐予。因为水为培养基，万物因它而生气活现。

无论何种障碍阻挡水潮起潮落，它必定去努力克服。一切皆可漠然不顾，只专注于自己吞并的需要：包罗、扫除所有阻止它统一的障碍。水唯一的心愿是别被打搅，保持本来面目，与同伴漂游在波涛澎湃的大海之中。为得到这个权利，它要付出漫长而艰苦的努力，默默不屈地进行着永恒的战斗：击败一切路途中的阻碍。它是伪装高手，学会戴上无数面具，改变自己的形状来躲避捕获。为躲避夏之暑热，冬之冰寒，它会忽然改变自己水淋淋的家：或隐匿在迷雾般的水汽之间；或一旦感觉生存受到威胁，立刻躲到坚冰的防卫之下。祈祷着，等待那一刻，好再次变回水的样子。好像那只永远的布谷鸟，四海为家，在荒原冻土之中，渺渺云雾之间，都能从容地找到新的家园。

它看上去被动而懒散，对狂风、寒暑无休止的肆虐从不抵抗，而当五行中其他不够柔韧的兄弟早已屈服，它却胜利出现。被动正是水之力量所在。一滴滴水能汇成汪洋大海、滚滚浮云，虽然一滴水珠微不足道，难以招架各种打击，但当与同伴相连，它会成为一位可怕的对手，其他四行的力量加在一起也不能与之匹敌。如果能自由流淌，水是抚慰生命的仁慈伴侣，为所到之处带来和谐与统一。它流淌在我们血脉中，营养我们的细胞，给生命注满活力。但如受到威胁，其生生之力将淹没、摧毁一切，使木满怀希望的嫩芽在泥泞中夭折，熄灭火，摧毁土，还把金珍贵的礼物沉入深渊。

时而是愤怒激流，时而死水一潭，或被冰川牢牢锁住，或轻轻浮在晨雾之中，它像变色龙，没有定性，但正因如此，它担心自己也许什么都不是。其善变保护它免于死地，赐予其特殊本领：化身无穷。然而它的不可捉摸令自己都害怕，因为永远无法肯定自己此时此刻身在何处，下一瞬可能已身在异乡。它庆幸这天赋生存力，但同时又心怀恐慌：因为深知，即使与同伴一瞬间分离，已足以使自己孤独无助。如同一滴不起眼的雨珠，被抛弃在树叶上，一阵微风可将它拂去，或者在晨曦中被蒸发得了无踪影。

冬是水的季节。万物蜷缩着躲避严寒，像大海中的一滴滴水，挤在一起，在庞然之体的庇护下抵御外界严酷的环境。大地张开双臂把所有能拉进来的全揽入怀，落叶之树和灌木，掉光没用之叶，让所有生命力和能量下沉，传给深藏地下之根，使自己不至灭迹。冬天是大自然最需要依靠自身力量获得新生之时，是需要我们最大勇气之时。寒冷、凛冽的日子一天天过去，我们不知是否已积攒足够力量熬到春天来临。等到冬天给大地垂下寒冷帷幕时，我们将发现一年的辛苦贮藏是否充足以度过漫长寒冬。

水塑造我们，如同它塑造万物。它是生命的甘露，在我们体内有节律地流淌。带着其他五行赋予的结构与定义，灌注进我们的狭小细胞、精细动脉中，以及无数体液通道内，这些体液提供我们的荷尔蒙与眼泪。肾与膀胱乃主水之二官。

水是我们的求生意志。所有水行人都被赋予某种不可动摇的力量。尽管它看上去屈服于那些任意的压制，但最终胜利者为水，它的凯旋之声回荡在那滔滔洪水中，不可阻挡，淹没着大地。这一行，尽管坚强而勇敢，但我们都能感受到，在奔流水面下，回荡着一份深藏的恐惧。当寒冬笼罩大地，大自然一定也体会到水内心之某种惊恐。其所作所为永远有一丝不安。水主恐。冒险是它熟悉的地盘。平衡时，水的恐惧感是保护屏障，起警告作用，使它避开太危险的境地，帮助生存。失衡时，会变得迷惑，从事一些本不该做的事。

水之色为大海之蓝；有种刺鼻的死水气味；其音为吞吞吐吐的汩汩流水声，一如小溪缓缓穿行在河床卵石间发出的声音，或如大海单调而遥远的低语呢喃。

水行人体现一种神秘气质，与自然界中的同类很相近。他们难以捉摸，不愿被固定下来，常常为逃脱显得过于死板的环境，显得反复无常。他们也不像金，独来独往，很少满意自己的同伴，因为他们对安全感的需要甚至超过土，水行人总在寻找能保障自己安全的环境和同伴。一旦感觉受威胁，内心的恐惧感会驱使他们转移到更安全的环境。

土之需同伴如同车轮轴心之需辐条，而水之需同伴如同沙粒需将自己埋在亿万同胞之间，最渴望自己与周围一切融为一体。水行人会尽力适应任何环境，急切混入同伴之中。因为灵活，他们可改变主意以适应环境。在他人眼里，他们反复无常，但对自身而言，这种因别人意志而改变自己方向、观点的能力，正是其求得生存之保证。

水行人的生活往往会如此表现：几乎是不可动摇

地向着某一目标。他们也许看上去摇摆不定，进进退退，不明确该做什么。然而如同大海汹涌浪涛之下，深藏持续的潮流引力。内心深处，他清楚自己要去的方向。他们富有志向，不达目的不罢休。金行人挥之不去的潜在失败感，水全然不知，因为对水而言，难以想象志向居然不能实现。

病　例

一个水行病人因阵发性恐慌感和严重腰痛来就诊，其腰痛始于一次为慈善活动的跳伞事故之后。跳伞之前他只接受了最粗略的训练，但因为他的水失调，让他接受了别人可能会拒绝的挑战。水因为失衡而让他径自冒险，不能保护他避开危险。事实上，他使自己陷入的境地又加强了原来的恐惧感。

他一生遭遇无数事故，皆提示其水已失衡多年。他自己认为反复发作的恐惧感起因于童年的一次事故，令他几乎丧命，从此以后，内心一直害怕会有灾祸降临。不过，他自己也吃惊发现，他如此频繁主动招惹很多风险，只喜欢那些冒险的体育活动。在工作和个人生活中，似乎惊恐至近乎瘫痪，不敢建立任何长久的恋爱关系，也不能方向明确地发挥自己的特长。他感到自己"似乎停滞不前"。这是水最惧怕的情形。他的水，远非使他生活顺畅；而是被冻住，令其焦虑不敢动弹。

治疗使其水得以恢复，因而能给脊柱以必要支持，原来僵硬的腰背重又柔软，疼痛随之缓解。随着内心趋于平衡，紧张焦虑减轻，确信生活不会将他吞没。踏实感让他再次自在地去冒险，并在工作和生活上有了变化，终于找到了美满的爱情和更充实的工作。

骨子里，水需要在某种程度上挑战自身，甚至到了近乎灾难的地步，不仅仅表现在身体冒险，正如该病人所为，水行人还发觉自己常处于一种有感情风险的局面：可能会选择一个自己永远难以把握的配偶，因为这种恋爱关系带有一分不确定性——正是让水内心深处最舒服的感觉。

八、五行特质

五行的特殊赐予

每一行都深知自己被授予特殊才能，为任何其他一行所不具备。以下列举部分特点：

◎木之才能在于开创、开启；火在于使人相联系；土在于支撑、支持、承受；金在于提取；水在于重聚合一。

◎木期待他人的周密安排；火期待爱；土期待舒适与安慰；金期待尊敬；水期待安全。

◎木行动，给我们以希望；火交往，给我们以喜悦；土支持，给我们以理解；金分辨，给人生以意义；水生存，统一一切。

◎愤怒使木强壮；喜悦照亮火的道路；同情支持了土；悲哀纯洁了金；恐惧使水躲避危险。

◎水和土看起来最易被生活压倒，因为当其失衡，尽管表现方式不同，内心都有不安全感。而事实上，此二者最不易被压垮。木也许在根上烂掉，火也许燃尽自己，金可能窒息而死，却没有同等力量能摧毁土和水。地震、狂风暴雨能震荡山河、海洋表面，然而其深处依旧岿然不动。

五行所苦

◎木最怕被拒绝生长，嫩芽永远紧闭。

◎火最怕也许永不知爱为何物，一颗心永远冰冷。

◎土最怕永远贫瘠，不能结果。

◎金最怕死亡就在呼吸之间。

◎水最怕被束缚，不能自我沉浸，自由奔流。

五行的挑战

在生命终结的一刹那：

◎木想说："我使这个世界更有条理。"

◎火想说："我给世界带来更多快乐。"

◎土想说："我给世界更多理解。"

◎金想说："我赋予世界更多的意义。"

◎水想说："我活下来了。"

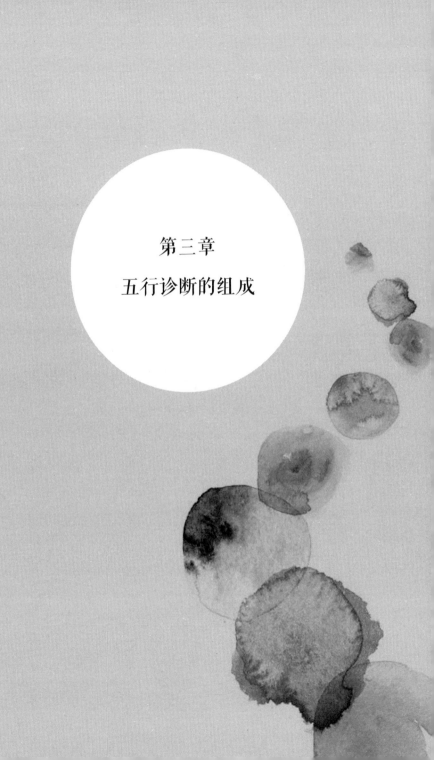

第三章

五行诊断的组成

一、医患关系

结束了短暂的五行之旅，现在需将收获带入实践，并怀着敬畏之心来对待我们所拥有的五行力量，因为它是对生命最深刻之表达。每当手持银针，请让这一份敬畏之心指引我们的手。世间有一种难得的品质，当我们求助他人，都渴望得到它，这就是珍贵的慈悲、体恤之心。无论这个词的拉丁来源：与之同感，还是它的姊妹希腊语：同情，都表达一个人的珍贵能力——同感他人之受。这对倾听者或知己有很高要求：与人交流时，必须走出狭隘的自我需要与经历，把自己暂时变成对方的接听器。治疗者应努力与每个病人建立沟通、交流的渠道，使病人畅所欲言，不必担心被评价、指责或不被理解。

如果能凭自己的能力或周围的支持解决困难，我们也不必找针灸师。要走出这困难的第一步：找陌生人看病，需要信心和勇气，对有些人，甚至需要更大的勇气。如果随之发现信任换来的只是不恰当或不充分的反应，这该多么令人失望。一个人得不到所渴望之理解，会感觉备受打击，因为这让人深感孤独。

自然界的一个画面有助于揭示医患关系，以及治疗过程中一步步的进程。在我看来，成功的治疗更像一朵渐渐绽开的花朵，一瓣一瓣开放。实践五行针灸，强调治疗者与病人有良好关系。跟病人第一次接触，治疗者开始了解、熟悉他时，一朵花苞便已诞生，随之慢慢展开。第一次见面所提供的信息成为我们初步诊断的基础，然后以此决定第一次的治疗。以后的每次接触使花瓣张开一些。病人第二次来时，我们要评估上一次的治疗对他的影响，并参考初次的诊断，看是否更确定原来的诊断或者需要调整，这时花瓣更加张开。

将治疗看成这种有机过程非常重要，只有医患之间相互沟通、交流所产生的温暖能促使治疗顺利进展。如果无此耕耘，所做诊断与采用的治疗都将一无所获。五行针灸成功的秘诀在于处理好双方的微妙关系：一方寻求帮助，另一方渴望给予帮助。

与病人的每次接触，对于我们都是一次特殊挑战。每当走进诊室，我们要以新的目光看待病人，应把所有那些可能分散我们注意力的东西通通抛诸脑后。

二、传统诊断（TD）

传统诊断的问诊内容详见下一节。记住，不能像让人填表似地提问，而应该选择一个彼此都感觉自然的顺序提问。理想状况是花一个半到两个小时来完成传统诊断，其中包括身体检查部分（见第四章）。如果初诊没有这么多时间给病人，那么下次复诊时应继续提问，直到觉得已很了解病人的生活，以及他的各种困扰和需要。

传统诊断的一个要点：不要把太多时间和精力专注于病人所诉的各种身体症状。由于大多数病人认为针灸只能解决生理症状，我们得温和地引导他们谈论自己的内心纠结。因为我们知道，这些情志问题往往才是他们生理症状的原因。如果发现自己大部分时间都在关注其身体症状，而没有真正理解病人的内心需要，那么传统诊断这一步你没做好。

我们需要更快更多地了解病人的各方面情况，以便能把他们来求助的问题置于一个更大的生活背景中，为此得十分谨慎，需要很高的技艺来保证传统诊断达到这一目的。问诊不应是一系列简单的问与答，而应从中了解到足够详细的情况，使我们能准确发现病人生活中哪方面问题乃其症结所在。

为保证传统诊断的正确方向，关键在于不要呆板地按照下面的问诊清单顺序逐一提问，而应记住：得敏锐捕捉问诊时触及病人的某个敏感地带时的反应，表明这里有重要信息需要进一步了解，可能因此改变问诊方向。重要的是，我们注意到这是需要更详细了解的地方，并且迅速决定是否深入问下去还是以后再回到这个话题。

正是病人话语中透出的迟疑或不安，暗示其内心渴望得到帮助的地方，我们还必须表现出听懂了这份暗示。病人对医者的信任由此建立：他们感到这个医生能准确理解他们内心真正想表达的。或者相反，一旦意识到别人并没懂得或忽略自己的暗示，而对自己来说这又是很重要的部分，病人则会像蜗牛般收起天线，缩回到自己的情感盔甲之内。

三、传统诊断问诊内容

病人姓名、年龄（出生日期）、详细联系地址

1. 病人为何求治？

◎生理原因？

◎精神因素？目前生活中的纠结处？

给病人充足时间来讲自己的问题，记住别只问身体症状。

2. 关系

◎居住情况：与父母同住？有爱人还是独居？

◎对目前居住状况满意吗？

◎与爱人关系？

◎与父母、子女关系？

3. 子女情况

◎如有子女，病人感觉作为父母吃力否？

◎如无子女，希望将来有子女吗？对女性患者，曾有过流产或自动流产吗？如有，这些经历对她们的影响？

4. 职业

◎病人的工作？

◎喜欢其工作吗？

◎为什么选择这份职业？

5. 将来计划

◎病人希望生活中哪方面得以改变？为此有计划吗？

6. 身体症状

◎病史：重大疾病史？任何慢性病（如头痛、关节痛）史？服药史，如正在服药，针对什么？

◎睡眠：睡眠情况？入睡容易否？易醒否？夜里经常醒来的时间？

◎大便：便秘？腹泻？

◎小便：尿频？尿痛？

◎出汗：汗多？身体何部位易出汗？

◎女性患者其月经情况：规律否？痛经？经量等。

◎吸烟情况：病人吸烟否？烟龄多长？一日的吸烟量？

7. 关于时间

◎一天内喜欢和最不喜欢的时间。

◎最喜欢和最不喜欢的季节。

◎最喜欢和最不喜欢的气候。

8. 身体检查

◎诊脉。

◎血压。

◎三焦。

◎募穴。

◎查脐动脉（中央动脉）。

◎赤羽氏测试。

◎查病人双眼以检查有无内障（详见第七章）。

四、病案记录

当然，病人说的每句话都很重要，因此有些人喜欢用录音机。不过我并不愿这样，因为一想到自己说过的话被永远记录在某处，可能没人喜欢这种感觉。录音机摆在那儿，犹如病人与医生间的一个障碍，好比接受记者采访，要你讲述个人生活之诸多细节，谁也不会感觉自在。再说，同新病人要进行一两个小时的谈话，之后哪还有时间重新放带子听录音呢？

显然，我们要做些记录，且应越来越善于记录那些重要信息：诸如重大手术的时间，所服用的药物，以及我们察觉到的情志信号——需要重点关注的地方。不用担心漏记了某些后来才意识到的重要情况，可下次再多问问病人。病人只会为此欣慰不已，因为我们如此在乎他们，居然记得那些细节。通常，第二次问诊会了解到病人的另一面，因为这时我们希望已得到他们更多的信任，能更敞开自己。对病人的关心，表现在我们进一步的询问，对病人而言，证明我们听懂了他们的话，从而更加深了双方的关系。至于记录多少，随着实践积累，我们会渐渐学会只记录最重要的细节。每个针灸师会慢慢掌握一边聆听，一边以自己的方式速记。

病人谈话时，我们绝不可以坐那儿，手拿 iPad 或者其他电子设备，敲着键盘记录病人的话。重要的是，尽管一边要做记录，一边还得尽可能地看着病人的眼睛。经过多年实践，这方面我日益熟练。但是请记住：一旦病人离开后，得赶紧重新读一下自己的记录，否则以后你可能自己都猜不出当时的涂鸦。因为得飞快记录，可能你的字越来越难认，因此趁还记得，需要赶紧补记。

身为五行针灸师，需掌握诸多技艺，此其一也。

五、感觉和情志信号

只有在打好诊断基础的前提下，即与病人建立良好关系后，我们才能进入下一步诊断：找出不同五行在病人身上的各种表现，以及其相对失调或正常的情况。五行，尤其是护持一行，一旦面临任何压力，都会通过周身气血流通障碍反映出来。失调信号将从位于深部的脏腑通过与之相连的经脉，发送到体表，再由我们的感觉——视觉、听觉、嗅觉和情志天线来捕捉这些信息。它们又被称为"诊断的支柱"，即颜色、声音、气味和情志，加上一套特殊脉诊和一些其他辅助信息，构成最初诊断基础，又称之为"传统诊断方法"。在我们判断每次治疗效果时，加上每次与病人接触带来的更深入了解，最初的诊断可得到证实或修正。

自古以来，人们对五行的不同特征已做了归纳总结。比如红色是心与小肠给我们留下的印记，呼声属肝与胆。而红色的深浅、呼声的高低提供了非常精确的诊断信息：相对应的脏腑是否平衡。红色或浅或深，呼声或强或弱，都表示经气的盛衰。把我们接收的感官信号准确翻译成五行语言，再将它演绎为恰当的治疗，便是五行诊断之核心所在。

从脏腑发送到体表的信号可以立刻引起我们的感官反应，如果训练有素，此即刻性反应能成为诊断的有力工具。优点之一是它可不受复杂思维带来的困扰。这些感觉信号能准确反映脏腑的平衡状态，当我们判断治疗引起的变化时，在治疗前、治疗中、治疗后都应反复检查这些感觉信号。

五行的诊断涉及一个在很长时间内筛选感觉信号之过程。在五行发出的所有各种不同信号中，分辨最突出的一行，这要求我们的功夫和耐心，它是一个日积月累的过程，但当我们收集到各行的标志性特点，对五行判断会渐渐娴熟起来。我们将学会越来越准确地解读自己接收到的感觉信号，这些信号都非常灵敏，能反映最细微的失调。

人们发出的种种情志信号可能会受到压抑，因此需要我们比对其他感官信号更深入地去领会。童年生活可能已教会我们为了安全，最好隐藏自己的脆弱。因此，为了生存我们或多或少学会戴上面具：犹如一个人想哭泣却面带微笑，或者以大喊掩盖内心恐惧。为发现隐藏在病人面具之下的真实情感，要求我们更加专注于建立起一种充满关心、信任的医患关系，使病人对治疗者有足够信赖，敢于真实表白，不必害怕被评头论足或受到误解。我们的诊断室应是个安全之地：病人能够自由表达内心的恐惧或愤怒之情，而不必以微笑来掩饰；悲伤可得到流露时，声音随之低沉。

六、训练感觉

"放弃思维进入感觉"，华思礼教授一直这样教导我们。为了提高感觉能力，直接跟自己和他人情感相通，我们必须在一定程度上脱下罩在身上的社会外衣。这对任何人都并非易事，要求我们与自身最纯洁、最深刻的一面重新相通，对那些有足够勇气的人，是深入自己内心世界的开端，这是一个真正非凡的经历。

学习之初，我们发现五行在每个人身上的不同表现数不胜数。当我们越来越熟悉其特征，会更清楚地觉察它们，并且学会把多方搜集到的不同信息储存起来，以供下次诊断检索。当我们建立起标志五行的信息库，会越来越快发现五行在自身和所接触人身上的表现。

那么既然已经开始训练感觉和自我感知力，我们要找寻什么呢？首先，要建立参考目录，需从一个个病人身上积累而来，可将它作为样板：把在每一个新病人那里得来的感官信息与之相对比。比如，一旦看清某病人脸上的白色，我们便把这个记忆储存在参考目录中金的类别下，遇到下一个病人有同样颜色时，提取原有的这个信息来帮助判断。

同样，一旦听准属于某一行的特殊声音，会在其他病人那里听到同样特点的声音，经过对一系列不同时候听到的不同音质的比较，我们会渐渐筛选出它具体所属的五行。尽管一开始没把握将病人按感官信号分类，治疗带来的变化会逐渐突出一种颜色或情绪，这也有助诊断。

如果诊断的四个指标得到正确判断，能为我们提供病人身体状况的准确信息。比如，就木而言，要评定其绿色是否反映平衡的肝胆之气，音调是否含有太过的怒气，或者恰恰相反，不能表达愤怒，称为缺乏怒气——也是失衡表现。任何一行能量太过或不及对人的健康都有害。如怒气太盛，可能是这一行某种需要的极度表达。如果愤怒的正常表达被压制，说明病人正否认怒气存在。我们的水平便是在任何情形下，对于何谓适宜，自己要保持一种不偏不倚的认识，此乃针灸术语中"平衡"之含义。

五行针灸师们必须学会这些诊断技艺，不断进行训练，就像网球手在球场上练习一样。最初我们并不善于观察病人脸上颜色的变化，或者察觉到他们身体气味的变化，或者听出由于某个脏腑不调而引起的声音改变；而且我们对于病人情志的变化也不够敏感，甚至不能充分意识到萦绕在自己身旁的各种情绪，因为我们常沉浸于自己的苦恼之中。所以我们得花时间重新学会婴儿的直觉力：直觉判断情绪，直觉做出反应；还要学会忽视自己投给病人的阴影。

除了感觉所收集的信息，还有其他指征可提示五行。因为人的一切行为，都是五行作用的结果，一个敏感的观察者看到的是五行在每一个人身上相互作用的复杂关系。但是只有感觉经过正确训练和锻炼后，才能为我们提供可靠信息。如果来自感觉的信息不足以给我们一个牢固的诊断基础，其他方面的信息可起辅助作用。比如，五行所属不同的人，往往有不同的处世方式、行为方式、抉择方式甚至穿着方式。起初，我们观察这些方面得来的信息不如感觉提供的信息可靠，但随着经验增加，它们越发显得重要。我们还将渐渐学会：意识到自己内心对某个五行的反应，某一行可能令我们略感紧张，另一行可能让我们更放松，一行让我们不由想靠近它，另一行使我们感到它要求保持距离。

随着不断实践，我们会更容易察觉那些经过治疗，身体恢复平衡过程中细微的气血改变，而开始时可能曾被我们忽略。当眼睛训练到能发现颜色深浅的细微差别，我们便可观察到灰暗的黄色变得明亮润泽，这需要一定经验。其他感官也需要训练，我们必须为此努力，仔细观察一个个病人。只有当我们看清了灰白色转变成纯净的白色，才会明白什么是金的健康颜色；或者听出原来高调刺耳的笑声变得更柔和，才会明白火的正常声音。实际上所有治疗者都应该把自己训练成有音乐家灵敏之耳、画家锐利之目、厨师敏锐之舌与鼻。还要使自己对情志信号的灵敏度日益提高。

临床上针灸师很少见到五行显示出所有力量与活力的情形，这是在健康人身上的表现——所以不禁要问：我们中的任何一位，曾经有过真正的平衡吗？我们见到的是五行的某种变形，某种被掩饰的情志，或一种过度的颜色。诊断过程中，我们要寻找不协调之处，因为所有不协调的东西会突出来，引起我们注意。如果我不快活却面带微笑，或谈到所爱之人声音悲切，或无动于衷地讲述巨大的创伤。此时，倾听我的人，如果足够敏锐，会意识到不正常。所发生的事情与情志看来不协调，出现某种偏差、某种改变，表里不一。这种扭曲使情志与其正常表达脱节，脱节越厉害，越证明此乃根本之失调。

发现不协调之处，估计其程度，再通过治疗予以纠正，此即五行针灸术技艺之所在。

七、失衡程度

人的生命有三个层面：生理、思想意识、精神灵魂。每一个层面有各自的需要，失去平衡时将以不同的方式表现出来。灵魂的不安，来自生命最深处，最值得重视和处理，因为一个人的内心影响着他怎样去应付不得不面对的各种身体不适。

五行针灸的一切治疗，皆把病人作为一个整体对待，都触及各个层面，不可能单独治疗一个层面而不影响其余两者。在西方，我们把人分成多个不相关联的独立体，把灵魂送到教堂，思想意识交给心理师，身体交给医院。而在针灸治疗中，我们认为一个脏腑，或身体的一部分，或人的精神不能也不应该被单独看待和处理。所以每一次治疗，会影响人的全部，在每一个层面都会有所反应。尽管有些治疗可能着重解决一些具体问题，比如我们发现病人神气衰弱，因而选择可促其恢复之穴：诸如神阙、灵墟等。不过即便是看来最微不足道的穴位，都能使人与自己生命最本质的东西相通，而这来自核心的影响将传遍全身。

判断病人失衡程度，并努力去揣摩其内心是否需要温暖与支持，在此过程中，我们可以判断病人在哪个层面失衡。那些能顽强面对生活最痛苦打击的人，可谓具有坚强意志，这类病人我们判断属较浅层面，即意识方面失衡。仅仅生理不适属最轻浅失衡，不过，生理的严重失调会立刻影响到更深的层面。当病人来看病，如果病重，往往已在多个层面。比如，一个人因车祸颈椎受伤，为自己何时能恢复而忧心忡忡，这会影响他的精神，如果伤痛不愈，使其不能正常工作生活，最终便会伤其"神"。而且，即使皮肉之伤愈合，车祸本身带来的打击会影响其情绪，使其将来开车感到困难。

每当选择穴位，我们不仅依据其调整脏腑气血流通的作用，还依据这些穴位的"神"性，以及基于治疗当时我们对病人失衡程度的判断。

八、致病原因

传统上，针灸师遵循这样一种病因分类法：即致病有外感、内伤之分。以下是我所继承的分类法，虽然见过很多不同提法，皆大相径庭。

下面包括所有致病因素，它们最终引起各种失衡。

外因	内因	其他因素
潮	怒	中毒
湿	喜	污染
燥	忧思	放射线
火	悲	饮食 / 生活方式
热	恐	
寒	惊	
风	素体和遗传因素	

前两种指疾病的内、外因。附加的第三组包含所有主要因素未涉及的范围。当然，也可以把第三组与第一、二组合并，中毒、污染和放射线可归于外因，而饮食 / 生活方式可分属第一、第二组。

很有意思的是，不同针灸流派重视不同病因种类。而五行针灸显然强调内因致病，其中包括与五行相关的五大主要情志，虽然上表列为七点，很容易看到，惊与恐皆可视为水之情志；素体和遗传因素可适用于所有五行。外因方面，与五行也有很明显的关系，火与热属火；潮与湿属土。

外因会影响内心生活，例如遭到抢劫就会害怕单独外出；反之亦然，内因也会影响外部，如怒火中烧则难以正常工作。致病的外因得到其他针灸流派的特别强调，它们也能为五行针灸的诊断提供辅助信息。比如，我们应了解病人生病或好转当日之气候、季节、时辰，因为它们能提示具体之外感因素。

可以认为，五行针灸的治疗倾向于由里及表，而其他针灸流派则倾向于由表及里。所有流派，如均建立在确凿的原则之上，即基于对人性的共识，治疗都会同样有效——彼此相会在中点，因为外在与内在都要达到和谐。因此病因的种类不必太过划分，只是进行大致分类，表示不同的侧重点。

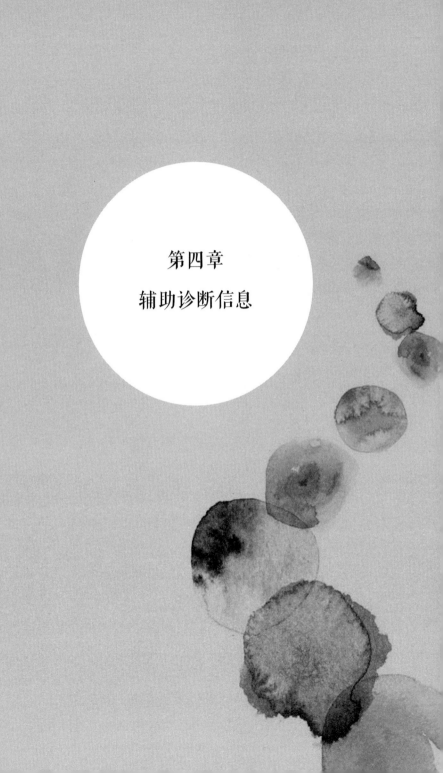

第四章

辅助诊断信息

一、脉诊

除观察颜色、声音、气味和情志得来的信息外，还有一些其他信息有助于更准确地进行诊断。西医告诉我们，手腕处的脉搏，以及身体任何一个可以摸到脉搏的地方，都能提示心脏搏动的情况。在针灸语言中，除了心脏的情况，脉搏还能告诉我们其他脏腑的很多信息。长期以来已经形成不同诊脉方法，不同针灸流派对脉象有不同解释。

华思礼教授教我们在诊脉时，应该这样来问候每一官："小肠，今天你需要什么？""心，今天您需要什么？"这些问候，使诊脉异于对脉搏的纯粹物理记录，而是将其置于一有灵性之深度。此时，我们要把自己变成大自然之工具，并借此工具开通与病人的十二官（脏腑）之交流，后者自会告诉我们他们的需要。感受脉象时，不要用大脑对脉象进行分析，医者的神直接与脉象交流。用心来感受事物，与用思维来想事物，完全不相同。此即我们为何不在诊脉时停留太久的原因，因为神之领悟一瞬即得（正如我们一瞬间便看出愤怒与喜悦），而大脑对于所见才需思考。

思考能有这样的作用：可以很容易把摸到的脉象想成另外一种脉象。如果你的想法改变，脉象可能随之改变。怀疑和旁人的提示都会影响脉象判断。因此诊脉前平心静气非常重要，使我们能够去除一些影响自己的杂念。对初学者，闭目诊脉不失为一好方法，这样可帮助培养自己的注意力和静力，使脉象直接同我们交谈。熟练后，不一定需要闭目，因为所有打坐的人都知道：静坐的最高境界便是深入自己内心世界的同时与外界完全相通。

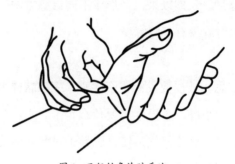

图1　五行针灸诊脉手法

二、怎样诊脉

治疗者用双手握住病人的一只手，病人的手被十分安全地握住。这种密切接触为五行针灸所强调。它突出两方面的重要性：与病人身体的接触既可作为诊断工具，又能将安慰、支持传达给病人。医者手指置于病人的桡动脉之上，如图 1 所示。在诊脉同时，观察病人对握手的反应，感受其皮肤之质感、温度。随着进一步治疗，应该注意以上这些诊断信息的任何变化，并与脉象的变化进行综合考虑。

五行针灸采用的脉象定位出自《难经》，这种诊脉法经过日本针灸而流传至英国[1]。诊脉时使用手指尖而非指腹，其他一些针灸流派使用指腹诊脉。

脉象定位如下图所示：

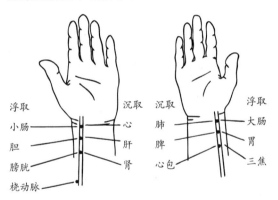

图 2　脉象定位

五行针灸中诊察脉象根据的是比较不同部位脉力的相对强弱，可分别记录为：太过（＋），平脉（√），不及（－）。不过，临床上，因为几乎没有完全平衡的人，因此脉象很少是平脉，或者一部脉平而其他部脉不平，

1. 参考艾克曼所著《沿着黄帝的足迹》一书 206 ～ 207 页。

当一个脏腑失调时，所有的脏腑都会不和。如果一部脉提示－1，表示比＋1的脉虚，而＋1的脉象比－1的脉实。"＋"（实）与"－"（虚）都不好，因为二者都偏离平衡状态，即平脉。不同部位脉象的相对平衡显示了五行之间、脏腑之间的相互和谐或失调。

脉象记录举例：

	左			右	
浮	沉		沉	浮	
－1	－1		－3/4	－3/4	
－1	－1		－1	－1	
－2	－2		－2	－2	

这种方法诊脉，诊到气虚的情况远较气实多见。绝大多数情形下十二官之气血需补（针施补法）而非泻。

脉象能提示的是：

治疗前

◎以下阻滞。

- 夫妻不和脉

- 十二经之出入阻滞

◎十二官（脏腑）之间相对的虚实状况。

◎整体的虚实情况，失调的程度。

治疗后

◎十二官（脏腑）的失衡情况是否得到改善。

◎十二官之间气血相对的虚实状况是否改变。

◎是否有新的阻滞出现。

十分重要的是，记住治疗之后，气血发生改变有一过程。当经气渐渐趋于更大的平衡，脉象会有很明显改变。因此治疗结束时的脉象仅是当时的反应，不应把它作为判断此治疗是否有效的确切指征。

脉象不能提示的是：

哪一行是护持一行。

诊脉的要点总结：

◎尽量保持内心平静。

◎脑中尽量无杂念。

◎让手指去感受，让十二官发出自己的声音。

◎明白脉象能说明什么，不能说明什么。

◎提高水平，克服诊脉的主观性。

◎学会恰当评估诊脉水平，使自己不致过分依赖脉象。

三、血压

病人的血压高低永远是健康的一个重要标志，它还决定治疗中是否采用灸法，灸法为五行针灸的重要组成部分。

以下情况禁用灸法：

◎病人有高血压，或者脉压差大于 40 mmHg。这种情况下，应定期测量血压，观察其是否降至正常范围，如果血压正常则可用灸法。如果病人服用降压药物而血压正常，可稍稍用灸并观察其对血压有无影响。如果灸后血压有升高之势，则停灸。某些情况下，由于艾灸的温暖能减轻心脏的压力，血压反而下降。

◎某些特殊穴位。禁灸的穴位名单参考华思礼教授的"穴位参考指南"（传统针灸学院，Maryland，1979）。

四、三焦

五行针灸使用三种扪诊法来获得辅助诊断信息。三种方法都是为了解身体不同部位的敏感度。每一种都能提示各脏腑的平衡状况，也是治疗进展的一个尺度。有时，这些信息能决定穴位的选择，不过这种情况比较少见。一般来说，气血不调畅常表现为腹部扪诊时压痛、募穴压痛，或者腹部三焦区皮肤温度不均匀，这些表现将随脏腑气血恢复平衡而逐渐消失。

三焦

对三焦的扪诊有助于我们判断三焦的平衡状态，表现在腹部的三个区域。

上焦（横膈膜以上）　　　主接纳

心

心包

肺

中焦（脐以上）　　　主运化

胆

肝

胃

脾

下焦（脐以下）　　　主排泄

小肠

膀胱

肾

大肠

医者的手依次接触腹部上焦、中焦、下焦皮肤，记录各焦温暖程度。扣诊之前数分钟应拿走盖在病人腹部的毛巾，以确保扣诊前周身各处的温度一致。

三焦的平衡状况如下记录：－表示凉，√表示正常，＋表示灼热。比如：

上焦 √

中焦 －

下焦 √

上例中，中焦皮肤触之较上焦和下焦凉。这个信息告诉我们三组脏腑间的相对平衡状态，还帮助我们判断治疗后有无变化。

只有在某一焦表现出明显的失调现象，而且经过治疗仍然持续存在时，我们才可根据此信息选择穴位。比如，下焦一直比中上二焦凉，我们可选用任脉穴位，可考虑任脉下腹区的穴位，如石门或阴交，针对失调的一焦，使其恢复平衡。

五、募穴

进一步的扣诊与募穴有关。每一官被认为与某特殊的穴位，即募穴有关，通过按压这个穴位可以知道与之对应的脏腑气血是否平衡。如气血不和，其募穴会出现压痛。常有这种情况：病人诉说的疼痛部位或压痛点恰是募穴位置。

每个募穴都应该依次用手指按压，并记录病人的反应。随着治疗进展，募穴敏感度的变化表示气血趋于调和。

募穴用于治疗

治疗中有时可以适当使用募穴。比如，一个患便秘的土行病人，天枢压痛，使用大肠经募穴天枢（胃经之穴）治疗，即为适当。有些情况下，此募穴与病人五行所属不符，也可使用，但必须是病人所属的五行已经得到多次治疗，而效果仍不理想，方能用之。同样，如果病人中焦区一直冰凉，可以考虑使用中脘。

募穴如下：

心	巨阙
小肠	关元
膀胱	中极
肾	京门
心包	鸠尾
三焦	膻中（上焦）
	中脘（中焦）
	阴交（下焦）
	石门（整个三焦的募穴）
胆	辄筋
	日月
肝	期门
肺	中府
大肠	天枢
胃	中脘
脾	章门

六、脐动脉（中央动脉）

腹部扪诊时，脐动脉（中央动脉）搏动应位于肚脐中央。如果搏动偏离中心，病人会有种仿佛一直被左右抛来抛去之感，就像一个失控的陀螺。

脐动脉搏动位置如图 3 所示，此例中显示其搏动偏于东北方向。

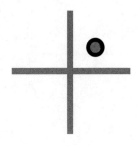

图 3　脐动脉搏动位置

怎样扪脐动脉

术者的大拇指、食指及中指轻轻插入肚脐中，然后向内有力按压直到触及脉搏。操作时嘱病人吸气，使其放松腹部。如果搏动如图 3 所示偏离中心，应将其纠正至正常位置。术者将双手掌置于病人胃脘部，双手大拇指向下直到位于搏动之后，将脐动脉有力地推至肚脐中心。术者的大拇指应掀起一层皮肤褶皱，而不是按压在动脉之上，大拇指使用的力度要强，但不至令人感觉难受。可能操作几次之后，偏斜的脐动脉搏动才得到纠正，还可让病人看到怎样操作，这也是让病人参与到治疗中来的一种很好的方式。

脐动脉的搏动往往会在治疗中得到自动纠正，不过如果一开始予以纠正可加快治疗进展。此治疗应在传统诊断（第三章）之身体检查部分进行。

七、赤羽氏测试（Akabane test）

我们还要检查的是，流动于身体左右两侧的成对的经脉内之经气是否平衡，必要时可进行调整。这一检查法称为赤羽氏测试，以发明此方法的日本针灸师赤羽幸兵卫（Akabane）命名。他发现，保证成对的经脉其左右经气相对平衡十分重要。测试和纠正应在其他治疗之前，但在纠正脐动脉搏动之后进行，因为不居中的脐动脉会影响该测试之数值。经气左右不平衡常常导致顽固的身体单侧症状。治疗过程中，如果这些症状出现或复发，应重新进行赤羽氏测试。

该测试与纠正皆属于首次传统诊断中的身体检查

部分。如果测试提示异常，只有在纠正脐动脉居中之后，才可以进行纠正。因为如果脐动脉偏离，可影响测试值。

测试步骤

测试之前，应将测试过程演示给病人，使其确信线香头不会触及皮肤，并以穴位感觉温暖为度。还应告诉病人，一旦感觉温热应立刻相告，因为温暖感很快会转成灼热感。

标记所有的井穴，以第五趾内侧作为肾经之井穴。点燃线香，依次测试各井穴。执线香之手应靠着诊查台或病人身体，并握好患者手指或脚趾。测试手指井穴时，患者双手可放于腹部，医者顺畅地依次测试，而不要围着治疗床转来转去。测试的顺序左右应该一致，这样可保证流程的顺利。比如，手指的数值从大指到小指依次记录，脚趾则从大趾到小趾依次记录。

线香头应刚好在穴位之上，依次在每对井穴上小幅度来回移动，先左（穴）后右。每经过穴位上方一次数一次，线香来回的角度应与指甲角成 45°，线香头应经过穴位的正上方。需注意的是，线香头与每对穴位的距离、角度、经过穴位的幅度应保持一致。一旦病人表示穴位有热感，应立即移开线香头，并紧按穴位以散热。

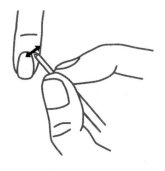

图 4 赤羽氏测试

如果左侧穴位（线香头）经过 2 次出现热感，而右侧 3 次，可做如下记录：2/3。每对穴位的数值都要依次记录，测完所有穴位后，比较每一对穴位左右数值有无显著差异，并做适当调整。左右相差大于 1/3 则可诊为不平衡。如一条经脉左右数值为 1/5，表示左侧经气流量大于右侧 5 倍，数值越低，表示通过的经气量越大。

足一般较手冷，因此测脚趾的数值多高于手的数值。足的平均数值为 10~20，手平均为 3~10。如果所测值一直明显高于平均值，很可能是操作有误，线香头可能离穴位太远，经过穴位上方时可能太慢或幅度太大。

纠正偏差的治疗

左右对称的经脉内的经气不平衡者，取其气弱一侧（数值高的一侧）的络穴，针以补法，之后再测。如果仍然不对称，则针刺数值高的一侧经脉的原穴，补法。如果仍不能纠正，经过五六次治疗后，重新再测这一对穴位，看其左右之不平衡是否已自动纠正；如没有，则可重复以上步骤。

有时左右不平衡治疗后可出现颠倒，可以不予处理，因为这只是暂时现象。

随着治疗进展，经气的正常流动得到恢复。看来大多数成对经脉之间经气的不平衡现象都能自行恢复，赤羽氏测试加速此过程，有助于减轻经气不平衡带给经脉的压力。不过，也有不能自动恢复的情况，比如一个人身体一侧严重受伤，诸如中风，此时很可能需要多次纠正来恢复平衡。

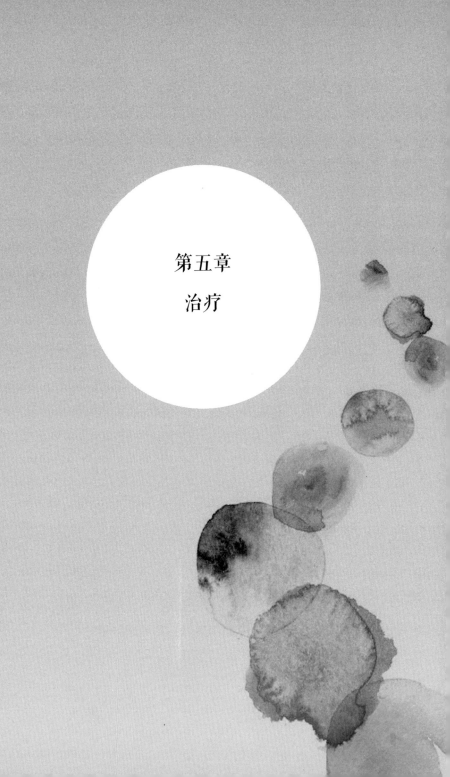

第五章

治疗

一、治疗的不同阶段

治疗即在穴位上针之灸之，而这些穴位分布于十二官(脏腑)所主之经脉，每一行有与之对应的二官。治疗要经过几个不同阶段，每阶段都为达到某个目的。第一阶段指开始的几次治疗，包括选择一些穴位来判断病人的气血情况，然后慢慢培补。此阶段的治疗，选择直接针对病人五行所属的穴位，但刺激要尽量轻柔，因为治疗之初，病人的气血极不稳定而且敏感，只能接受最轻柔的触碰。通过这些最初治疗，还可发现针对的是否正是病人所属五行，一旦效果得到肯定，便可以进入下一步治疗，更具针对性，力量更大。

每次治疗都在试探我们所选择的五行：给予它帮助，然后看它是否需要此帮助；如需要，我们给予的是否对位。如果没有针对需要帮助的五行，那么病人不会有任何反应，或者仅有些无关紧要的反应——这恰恰与对位治疗引起的反应大不相同。五行针灸的诊断水平也就是对病人各种反应的正确解读水平。因此十分重要的是在任何阶段，治疗能恰恰对应病者所需。

有很多不同的腧穴组合可供我们在不同阶段使

用，使治疗不断深入。

那些初期可选用的穴位，安全可靠，有助于判断与主导一行对应的脏腑状态，虚则补之。一旦最初的基础得到保证，加之对其五行判断已颇有把握，治疗则可步入下一阶段：更直接有力地针对这一行所对应的脏腑（二官）。

在此基础之上，便可利用一些腧穴之"神"性，此时需要利用腧穴的不同特性，这是针灸师在斟酌治疗时展现个人特色之处。

人们对穴位之选择一直有不同看法，对所选腧穴的功能有不同认识。怎样选择腧穴在很大程度上取决于我们对传统的继承，取决于每个人对腧穴定位或名称的理解，对它所属五行的理解。毫无疑问，汉语词源学的知识能帮助我们了解腧穴名称的含义，但由于争论焦点在于对汉字的翻译（不妨比较一下同一腧穴的不同翻译，便会明白这一点），我相信，基于对十二官的个人认识，如果我们对腧穴含义不允许有自己的理解，真亏待自己。我们都会在某种程度上精心呵护自己的腧穴家庭，因为这些穴位让我们感觉舒适。随着领悟力的提高、信心的增加，我们会不断给这个腧穴家庭加入新成员，一步步去探索每一个新穴位所代表的陌生领地。

针灸学习毕业时，非常感激老师教会我一切从简单开始，待在自己熟悉的腧穴小范围内，只有当信心增加，尤其重要的是对每个穴位蕴含的深意有更透彻理解后，才去涉足更广泛的穴位选择。我学会谨慎对待新腧穴，这是它们应受之待遇。一旦犹豫或迟疑，便退回到更熟悉的地带。老师教给我们很明确的基本规则，有此，即使为刚毕业的针灸师也心感踏实。这些规则使穴位选择简单明了，避免一些针灸师会遇到的诸多困惑。

我现在明白，经最初几次治疗后，我们选择的各腧穴，只要其五行与病人五行一致，使用的先后顺序及穴位本身的性能对疗效而言并不十分重要，重要的是通过使用一个个属于此官（脏腑）的腧穴，对本官进行持续扶持调理。好比每使用一次本官之腧穴，都给此大厦添一块砖。针对病人护持一行治疗后，不妨设想，我们已打下坚固基础，好比一层层建楼，先修厨房还是先建走廊此时已无关紧要。

还有一点也很重要，不要认为治疗的成功在于单个腧穴的功劳——这是一个通病，治疗成功是我们努力加强五行整体结构平衡的结果。治疗是一渐进过程，主管穴起奠基作用。如果这样来看待一个腧穴：从略微不同的角度给所属脏腑以不同支持，每个穴位如同给脏腑下达一小小指令，使其调整自己。那么，如我们给予过多指示，则可能使病人气血紊乱。最好是经常返回治疗仅使用主管穴，简单、安全，给十二官以喘息之机，使自己悄然壮大。反之，我们很可能过分敲打它们，使其疲乏。当然我们也明白有时候十二官需要强有力的治疗，迫使其改变方向，比如"祛邪"，或纠正"夫妻不和"，但这类治疗之后，它们一定需要重新适应与调整。

我们应随时提醒自己：治疗效果是长期的，而且改善常需经过一段时间才得以显现。每次治疗都在调整病人气血，因而不会有气血紊乱时的猛烈变化。故为病人，我们须有耐心，也不可出于好奇而使用某个新腧穴，全然不顾病人之需，否则太容易变成一个自私的医生。继而，我们会形成这样一种思维：所用腧穴之数量决定治疗成功与否。据说，古人能以一穴改变人之一生。我坚信，永远应使用最少的腧穴，使每次治疗对病人气血的干扰持续最短而疗效最大。我们应该时时有意识地回到原地（尤其是那些核心腧穴，即原穴，皆阴经土穴）：仅使用一对主管穴，一官一穴，左右对称，总共四穴[1]。如此，不仅有助于我们体会这种疗法之效力，还可避开连自己都弄不清的各种复

1.每一行皆有两官对应，一阴一阳，一官取一穴，故共四穴。

杂穴位组合。总之，用意单纯为要。

二、治疗间隔时间

治疗的目的在于使病人恢复平衡以至不需再治疗，当然视其为治未病之手段和作为一种对人的长期支持时除外。因每次针刺之介入，无论多轻微，皆是对病人控制自身气血的干扰。我们期望的是让其尽快恢复自主能力。否则，病人可能会对治疗和医生产生依赖。这在任何一种替代疗法[1]中皆可出现。某种程度上我们认为针灸也属于一种替代疗法。

病人产生依赖的危险确实存在，我们常看到那些离不开治疗之患者，因为人人都感到这种庇护非常舒适，很有诱惑力。这无论对病人或医生都一样，我们必须予以防止。因而我们的责任在于：只应尽量短暂代替病人调整其身体，促使其改变并得以保持平衡。

治疗频率一直是很敏感的专业问题，调整至合适的治疗频率本身也是一门技艺。我们会逐渐学会判断每个病人应多久治疗一次，气血失调恢复到正常需要时间。所有病人开始时治疗应频，大多数至少需一周

1. 例如，胰岛素即为治疗糖尿病的替代疗法。

一次；失调严重者，次数可增多。每周一次或更多治疗需持续多久，应根据临床视病人健康恢复情况而定。一般在开始治疗 6~8 周内，一旦出现积极变化而且稳定持续，治疗间隔可延长至 10 天一次，继而 2 周一次，以后间隔时间逐渐拉长至 2 个月一次，继而适当予季节性治疗。

病人自己将参与决定治疗间隔时间。初期他们可能跟自身气血不够协调，尚不能察觉自身变化。但随着治疗深入，其自我意识能力提高，几次治疗后，会发现何时自己精力减退，间隔时间是否可拉长。有时病人需更频繁治疗，因其正经历生活变故或面临危机。其他情况下，间隔时间可更长。

在治疗大约 1 个月一次时，病人还愿继续治疗多久，取决于其如何看待治疗。一些人视治疗为经历人生转变之支持，那五行针灸将伴随其一生成长之旅；而另一些人，认为治疗可助其恢复平衡，或解决某具体症状或问题，那治疗即为一有限之过程，一旦目的达到，他们会停止治疗。

以下指南可帮助我们判断治疗间隔。最佳间隔时间由以下因素决定：

◎经治疗后平衡恢复的程度。

◎病情严重程度：病情越重，治疗越频繁；病情不重者，治疗1个月一次，甚至一开始1周一次，也能好转。

◎在生活波动时期，无论病人是否要求一直得到治疗支持——无论有无疗效，我们均需判断：应当鼓励病人自己对生活的这些变化负责，还是给予必不可少的支持。

三、评估疗效

病人往往怀着不同的期望来接受治疗。对一些人而言，生理症状的消失可能即其全部愿望；另一些人认为治疗能助其度过人生之大变化；有些可能希望从失调立即转入正常，一次治疗即让疼痛消失。结果当这些不现实之愿望落空时，病人不得不学会去面对失望。而有些病人，医生表现出的关怀之情已使他们感到舒服，并满怀希望地回来接受进一步的治疗。仅是这份希望，已能稍减轻其病痛，难怪病人常说当他们能倾诉苦恼，都会感到好受一些。

每个人之痛阈不尽相同，对于什么可以忍耐、什么不能忍耐有不同的感知。同样是头痛，某天可能不太在意；遇工作不开心，头痛可能变本加厉。同样，

五
行
针
灸

每个人对治疗之反应也不同，一些人急于求成，一些人愿意给医生以时间。由于来看病的期望不同，人们看待病情变化的角度也有异。张某可能感觉快得出奇，而李某却觉得太慢。病人同医生的期望可能对不上。有些情况下，如果问题根深蒂固，哪怕最细微的变化也称得上治疗取得了不起之进展，此时医者可能认为已有显著改变，病人却感觉变化太小而失望。

医生对自己提供的治疗所能达到的效果也有不同期望，可能从不现实到不必要的悲观。我们可以自问是否有能力满足病人的期望，如果水平不够，不能胜任自定的任务怎么办？治病的最高境界是帮助他人实现人生转变。判断一个治疗是否成功，无论从医生还是病人的角度，所有这些因素都要考虑。

很有趣者，医生越深刻领会治疗之潜在力，持针之手指越会更有效地把积累的经验带到那个穴位，我们称之为"意"。一个老练的医生所积累的宝贵经验，新手需要努力方能获得。这就是为何两位针灸师使用同一腧穴而效不同，一位能使转变发生，而另一位使用后（病人）变化甚微。

当医者越来越领会到针刺入穴位产生的力量时，医者的"意"在治疗中的分量会越来越大。"意"越深刻，越有可能驾驭这种力量，使治疗更深入；而另一位"意"不足，技术尚未娴熟，思维不够开阔之医者，可能否认这种力量存在，或于踌躇中操作。医者如以为一个腧穴只在生理层次起作用，那他会将该穴作用局限于此；而另一医者，意识到该穴所具之潜力——能触及更深层面，那他实施之治疗能让病人得到更深一层的康复，此乃前者所无法企及。

我们永远也不能预言会出现什么情况，每个病人有各自的反应，复杂性亦在此。医生和病人要同等程度地参与到治疗中来，拭目以待每次的疗效。我们应给予病人希望，但不是打包票。无论我们给予什么样的治疗，应把自己和病人的期望定在经验证明可实现的范围内，如果超出预期效果，双方都为此高兴。

每个病人对治疗有不同反应，因此不能预言会有什么反应并提前计划下一步的治疗。病人离开时，基于对他们的观察，我们可记录一些下次治疗的构想，但要根据病人下次返回时的情况进行调整。随着对病人进一步的熟悉了解，以及自己洞察诊断信号能力的提高，诊断也会更深入。治疗当与之同步：与所诊断之层次保持一致。这一过程称为治疗计划。

判断治疗是否成功来自对病人的观察，视其下次就诊时原来诊断信号有无改变。治疗有效时，诊断的某一个指标一定或多或少有转变：从细微变化到彻底改变。如看来毫无转变——此信息同样重要，说明治疗尚未切中要害，因为五行尚未得到所指望的扶助，它们只好（对治疗）置之不理，以沉默告诉我们应转移方向。

有些变化可能只对医生明显，可表现为脉象明显改善，或颜色明显变化，也可能是一些更微妙的变化：如气味稍淡，情绪略好，步履稍轻松，或眼神亮些。为判断治疗所达程度是否引起更深刻转变，必须学会感知病人情绪之细微变化。这里我们可借助病人言语的反馈，但不仅是听其诉自我感觉如何，我们可能会注意到病人与以前不一样地谈到工作，或突然有了度假计划，一个原先感觉很孤立的人告诉我们她同老朋友又有了联系，或我们发现治疗当中病人竟没有提及他对妻子的懊恼，而这是最近几周一直让他烦心之事。所有这些细微变化，如继续下去，皆表示病人正日益恢复健康。

我们还要坚持这一原则：治疗次数越少越好——但必须是在病情有改善的情况下。病人越感觉好转不明显，治疗越应频繁，因为这样可以给我们更多时间发现忽略了什么。医生态度坦诚也很重要，要有勇气问病人是否感受到任何改善。如病人说无好转，不要怕告诉病人还有我们没能发现的问题，因此希望多看几次，直到把问题搞清。如我们假装以为一切都在好转而事实并非如此，病人会看穿我们。他们之所以来找我们看病往往因其他治疗皆无效，一旦得知我们对他们很认真，愿花很多时间琢磨，都会为此感到欣慰。每当我怀疑治疗的进展，都对病人坦言相告，无一病人不为我的坦诚而高兴。他们往往担心如告诉我们病情无改善，我们会因此放弃，因为在我们之前的其他治疗者已对他们失去希望。

如治疗无起色，除了上面的问题，我们还要自问：是否重大的阻滞反复，或第一次治疗时被我们忽略。也可能病人还没有打算向我们倾诉他们的人生遭遇，如情感创伤，因为诊疗室还没有让他们感到足够安全，可敞开心扉。还有一种可能：病人没有意识到自己的生活习惯会妨碍治疗。如我们怀疑有此可能，应仔细了解其过去，了解是否经常饮酒过量，或有进食障碍之隐衷。

然后还有一种可能：对一些病人，生病比恢复健康更有利。我们可以给他们一些简单任务，以此考察是否如此。如令其每日散步半小时，或多饮水，观其是否执行。令人惊讶者有些病人经常会找各种借口不遵医嘱；而一心想康复之病人则会尽力配合。此时医者便处于两难境地，病人认为一切都是医生的事，而

自己不尽力协助。这种情形下，医者应三思是否还有
继续治疗之价值。因无病人之自愿与努力，任何治疗
皆无法成功。

治疗很少加重病情，但也有短暂之例外。如病人
有时会经历一段不太舒适的调整时期。人人皆有一种
与生俱来之安全保护机制，它使我们的五行免受干扰。
当治疗使我们与自己生命力背道而驰，它会毫不含糊
地大声呼救，表现之一就是病人不愿继续治疗。在很
多情况下——不是所有情形，表明医生没有准确解读
诊断信号，继而把它转变成有效之治疗，也表明还没
能建立起相互支持的医患关系。

如果五行没有从治疗中得到它所需之支持，它们
一直会感到不安与不满。医生接收到的感觉信号会证
明这一点，当我们的感觉变得更精细，最终将学会更
清楚地辨识每个病人发出的那些细微信号，帮助我们
更准确地判断五行的平衡状态。

我们可以从多方面感觉病人的变化，病人自己对
变化的看法会提供很关键的信息。对此我们要十分谨
慎，因为病人不同，反应各异，而且在不同治疗阶段
反应也不同。在分析病人所诉时，要记住：也许变化
不一定令人舒服，病人因此并不喜欢。所以也许那个

必需的、使他们恢复健康的转折，给他们的体验可能并不愉快，可能感觉糟糕之后才改善，但也许不愿承认这点。同样，一些病人很明确地欢迎所有变化，认为都是改善的标志，即使仍然腰痛也不在意，因为他们对自己的感觉好多了。另一些病人判断疗效只盯着没有消失的胃痛，而不管睡眠已大大改善。

时间最终会站在我们这边。如果我们已同病人建立起良好关系，与之坦诚相对，没有病人会不耐烦。与其他诊断形式一样，五行的诊断极其复杂，要求我们在相当的一段时间内过滤感官和其他信号。如果我们自己没有急于求成，病人对此并不介意。只要向病人解释我们需要更多时间使诊断深入，他们一定愿给以时日，因为他们感激我们的认真与关心，欢迎我们的付出——为他们花费这么多时间。

四、病愈规律

对治疗进度进一步的衡量，称为病愈规律，来源于顺势疗法[1]的治疗原则。

---

1. 顺势疗法，由德国医生撒穆尔·哈尼曼（Samuel ·Hahneman，1755—1843）发明的一种疗法，其核心理论认为导致疾病的某种物质（植物、动物或矿物），经过极度稀释和震荡后服用，可治疗该疾病，类似于"以毒攻毒"之意，是一种具有整体观思想的疗法。

人们无论是生理还是精神上承受压力时，常常压制自己的反应。服药可以压制生理方面的反应，疾病因而不会自然发展，可能被压得更深；精神上我们可以掩饰或否认自己的感受。人们所经历的一切，尤其那些尚未解决之事，会搁在心里，如不设法疏通，只会令人更加苦恼。大家都知道愤怒不能外排怒火中烧的滋味。我们也能同样隐忍生理的不适。疾病被药物压制时，会潜得更深，从而引起更大问题。

针灸治疗使身体开始恢复平衡时，会把那些被压制的情况暴露出来使其得以疏解，该过程称为病愈规律。根据该法则，治疗作用于不同层面时，所有失调可能通过三种途径自然恢复：

◎从上到下。

◎从里到外。

◎恢复顺序与起初发病顺序相反。

各种失调表现逐渐消除，几乎像受重力作用，症状由里出表而解，或向下排出体外，而病人安然无恙。在此过程中，恢复失调的次序可能恰与当初发病顺序相反，使身心有时间依次恢复各阶段的失调。病人可能有一为时短暂之旧症复发，如过去曾有偏头痛，恢复时可能头痛一天；如曾患痤疮，恢复期皮肤也许会出现一些斑点。

情志方面也如此，病人可能梦到一些过去之痛苦经历，或重新体验多年前困扰他们的愤怒或哀愁。此皆暂时现象，会很快过去，之后病人感觉内心更安宁。

一方面我们应谨慎不让病人紧张，同样重要的是要告诉他们，治疗后一旦感觉症状加重应告知我们，并安慰此乃治疗之正常反应。大多数人都明白此理：好起来之前先转差一些。但你一定强调，种种不适皆短暂，一两日即当消失。如非如此，便涉及病愈规律以外其他因素。

病愈规律起作用的一个例子：一个病人幼年曾患猩红热，伴高烧、灼热皮疹和另外一些引发的感染表现，如耳痛等。抗生素治疗加快了她的康复，不过压制了另一些症状。随着针灸治疗的进展，她感到耳朵锐痛一次，身上出现一些皮疹，持续短暂。这都表明治疗使原来被抑制的症状由里出表而解。

五、病人在治疗中的角色

目前人们普遍认为治疗皆医生之事，但如希望建立一个和谐的医患关系，以上看法则不恰当。病人应明白，为治疗得以成功，他们需要多方面配合。

因此，治疗一开始便同病人约法三章很重要，可包括以下他们必须接受的条件：

◎准时前来。

◎每次治疗后付事先同意的、合理的诊治费。

◎如取消治疗而未事先通知，或病人没能前来都要付费。

◎为协助治疗成功，愿遵医嘱改变生活方式。

◎如实汇报饮酒、吸烟和（有无）吸毒情况。

◎治疗前、后24小时内不可饮酒。

◎接受医生决定并要求的治疗次数。

◎同意接受医生选择的治疗方式（例如针刺病情需要的穴位，施灸等）。

五行针灸指南

五行针灸

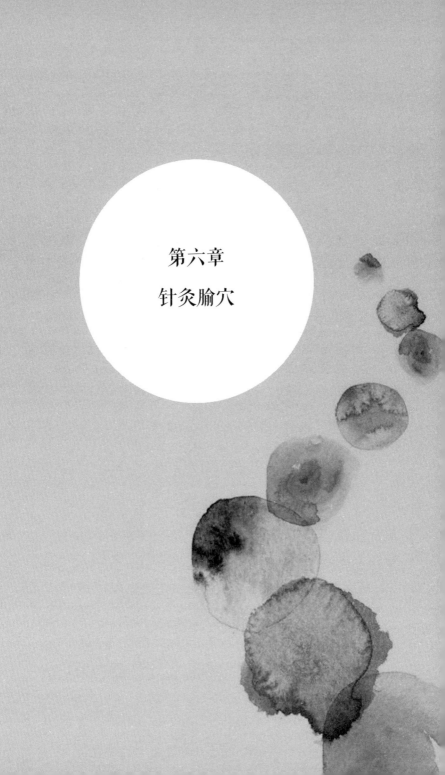

第六章

针灸腧穴

一、针灸腧穴

当我们针刺某一穴位，是为在某种程度上影响该穴所属经脉之经气流动。有很多穴位可供选择，按传统有 365 穴，但实际更多，不过很多腧穴很少用到。因此理论上，至少有 365 穴位可影响病人气血，至少有 365 种不同方式来针对并扶持相应之十二官。通过针灸腧穴，可帮助病人恢复健康，由绝望变得快乐。

临床上，我们仅使用 365 穴中少部分腧穴，这些穴位的疗效已历经传统和实践证实。不同针灸流派常用的穴位也各不同，每位针灸师在实践中逐渐会建立起自己偏爱的穴位名目，不过一些穴位构成固定选择，所有（五行）针灸师都会用到它们。对腧穴的认识，虽历经岁月沉淀，但每个治疗者还会在此之上，融入自己的经验与领悟。

五行针灸的特别核心在于对腧穴神性的理解与使用。每一腧穴可视为从不同角度对它所属十二官发挥作用，蕴含在每一腧穴中的力量能触及人们最深刻的内心体验。而五行针灸对其实践者非常宽厚，它使我们在选择最简单治疗的同时，还能深深触动病人内心。越是意识到这份深刻，越能加深每一次简单治疗的效力。

穴位名称为英文意译，皆列入华思礼教授的"经脉之气：腧穴参考指南"（1979 年于 Maryland，传统针灸学院）。使用英文原因之一是鼓励五行针灸师有这样的思维：穴位之"神"蕴含在其名称中。只有造诣深厚之汉学家，诸如伊丽莎白·罗夏德拉弗（Elisabeth Rochat de la Vall[1]），能略窥每一穴位名称所含之深意。我无法这样，但曾聆听华思礼教授为我们讲解每一腧穴，将其名称与所属脏腑内在的某种奥秘相联系，因而具备某种功能以便使用。因此我欣然接受华思礼教授意译英文穴位名单，以及他对腧穴作用的特殊理解，以表我对传统之继承。

在针灸产生的最早期，穴位名称已多多少少提示其特性，对此争论甚多。一些穴位，例如经渠或丰隆，名字已清楚提示其功能；而其他一些则较模糊。为理解这些穴位功能，必须依靠悠久的历史传承。

腧穴定位采用华思礼教授在其著作《传统针灸卷I：经脉与腧穴》（五行图书，1975年版）中所设定的方法。我知道，对部分腧穴的定位有很多争论，如太溪、大钟，不过这些争论构成针灸学的有机性。我反对任何人决

---

1. 法国当代著名汉学家，曾翻译大量中国经典哲学著作及中医重要经典。

然声称：某穴在某处而不是在几毫米稍左或稍右的地方。我怀疑，当然无法肯定的是，经脉并不像针灸图画那样沿着漂亮的直线运行，而应在经脉路线之下和周围更宽的范围内都有经气的流动。因此我确信，不同的针刺方法（所以发明了诸多不同针法），以及在略微不同的位置进针（因此发明了诸多不同定位法），都可调动经气。我想，这是不同针灸流派坚持各自对腧穴定位的原因之一。毫无疑问，每一派都自有其令人信服的理由，无论使用何种定位或针法，重要的是我们手下是否有得气感，或补或泻，确实取得期望效果。至于如何及何处得气永远有争论余地。

二、腧穴具体分组

1. 主管穴

在治疗开始时，我们使用的穴位主要来自称为"主管穴"之腧穴。该组穴最直接、最安全地作用于十二官，将十二官置于压力之下，使其显露真实面目，为下一步更深入治疗开启一个安全入口。主管穴犹如建房的砖石，而为加固基础用到的水泥则来自另一些强有力的穴位，例如任督二脉、膀胱经及肾经的某些腧穴，在后面篇幅中将有论及。

主管穴为我们提供了一个深刻而直接的切入口，

以此来接近五行。仅仅使用主管穴的治疗已能使转变渐渐发生。如果学会渐渐加入其他一些穴位，利用其效力，能稍稍加快主管穴治疗的进展，但也仅此而已。对待护持一行的方式很多：简单有效如主管穴，或者加入其他（穴位）变得复杂一些。不过最终，一旦我们把理解之心、温暖之情全部倾注给护持一行，仅主管穴已足矣。

根据所涉及经脉，主管穴分布于手指至肘之间，或足趾至膝之间。所有这些穴位都具备固有安全机制，因而使用起来最安全。这些穴位跟每一官（脏腑）都有直接联系，并且形成每次治疗的牢固基础，因为它们让病人自己掌握主动权。有些治疗仅使用主管穴，尤其治疗之初，刺入腧穴的每一针都在询问："我是否恰恰针对护持一行的需要？"

主管穴分为以下六组：

1.1 原穴

所有主管穴中最重要的一组穴，与十二官直接相关。通过使用原穴能直接了解护持一行对治疗有何反应。如果在其他治疗后，最后一步使用它们，能把主动权交还给病人。第一次治疗皆以原穴结束。

1.2 五输穴

这是一大组穴位，每条经脉都有五个与五行相对应之穴。五输穴为它所属脏腑分别注入五行之特质。如火行（对应属火的脏腑）经脉之金穴，能把金之品质感和坚硬赋予火；水官经脉之土穴能赋予水以坚固与扶持。

五输穴在经脉上有如下分布方式：

◎阴经

所有手指端和脚趾端的穴位皆属木（阴井木），然后以相生顺序向肘、膝方向排列，以水穴终止于肘、膝关节处。所有阴经之原穴皆为土穴。

◎阳经

所有手指、脚趾端的腧穴皆属金（阳井金），以相生顺序向肘、膝排列，以土穴终止于肘、膝关节处。阳经之原穴不属于五输穴。

在不同经脉上，分布于指、趾端至肘、膝关节之间的五输穴相互之间的间隔不等，有时前后相连，有时非主管穴（详见下述）间隔其中。

1.3 流注穴 / 时令穴

在一天某个时刻及一年的某个季节，脏腑的五输穴成为流注穴和 / 或者时令穴，它具有清除本脏腑垃圾、揭示其气血功能真实状况的功能。比如，阴谷与足通谷皆为水穴，分别是肾经和膀胱经的流注穴，亦时令穴。根据子午流注，可于一日内水官所主之时或冬季使用，流注穴或时令穴当其季节使用时，是在主管穴这个层次上能给病人的最强有力治疗。对此的详细论述参阅第九章。

1.4 络穴

络穴能沟通成对的阴阳二官之间的气血，可用于纠正表里两经气血不平，这种不平可通过脉象来诊查。纠正时，补虚者经脉之络穴。例如，如脉象显示肺脉弱于大肠脉，即所谓"分裂脉"，欲平之，则针肺经列缺，施补，能将与其相表里之大肠经之气引至肺经。属同一五行的脏腑之间出现"分裂脉"之情况很少见，因为阴阳二官总是尽力均匀分配气血，但表里不和之情形仍可出现，尤其其中一官承受很大压力之时。

1.5 母穴（补）

母穴指根据五行相生关系，能补充子行经气之穴。例如，心包之中冲和心之少冲，皆为火之木穴，分别是心包经、心经的母/补穴。本行的火气得其母穴木气补充。针此穴皆施补法。

1.6 子穴（泻）

子穴指通过五行母子相生关系，泻母行经气之穴。如商丘与厉兑，皆为土之金穴，分别为脾胃二经子/泻穴，泻本行土气以补子行金气。针此穴皆用泻法。

无论使用母穴或子穴，皆在五行相生循环中转化经气。具体详见第六章。主管穴有几种不同功能，根据需要酌情使用。如胆经之阳辅既为本经火穴，亦木之子／泻穴；心经神门既为火之原，又为子穴与土穴。

非主管穴

最后，还有一些穴位，它们属主管穴层次，但与五行无关，也无具体功能，只是根据其神性，依经脉所属五行而使用。如肺经之列缺及肾经之水泉属该类腧穴。

2. 背俞穴

每一官（脏腑）都有一对相应的背俞穴，分布于背部膀胱经第一线，它们提供一个直接与脏腑沟通的通道，由于这种直接性，这些穴位具有强大的效力。有人认为背俞穴也属主管穴，但区别是，分布于四肢的主管穴具有本身的安全机制，而背俞穴没有这样的安全因素来控制疗效，因此要谨慎使用。特别要注意的是：只有在祛邪治疗之后才能用它们，否则会引"邪"深入。

所有背俞穴皆排在膀胱经之背部第一线，针时，不会影响到膀胱经之经气。使用背俞穴后，应针护持一行所属脏腑的主管穴来结束治疗，如此则将主动权交给病人。

护持一行所属（阴阳）脏腑的背俞穴都应针刺，先阳后阴。唯一可能的例外是心俞穴，因为不是一定要针它与小肠俞相配——原则上，五行针灸法尽量避免针与心有关的穴位。

背俞穴见下：

肺俞

心包俞

心俞

肝俞

胆俞

脾俞

胃俞

三焦俞

肾俞

大肠俞

小肠俞

膀胱俞

3. 天窗穴

另外一组腧穴称天窗穴。其作用是使人与身外世界相通，开阔人之视野。当一个人失去平衡，往往陷入自我天地，失去对周遭环境的认识，不知该如何置身其中。治疗进入一定阶段，帮助病人重新建立与外界的联系十分重要，能助其跨越自我圈子，走出种种困境。使用天窗穴即法门之一。天窗穴能帮助病人从新的角度看待自身问题，为其提供一个入口，以此学会更客观地看待事物——此乃一个人（精神）平衡的标志。

房屋内的窗户可关闭，也可开启使光线透入。平衡时，我们能随开随闭。正常状态下，当接收过多外界信息时，需要我们关闭窗户；当我们需要多一些光线来看清事物时，又能开启窗户。失衡时，窗户可能一直紧闭，以致人一直被困在黑暗而狭小的房间内，如被单独禁闭，因而看不清前面的道路，钻入某种情绪或局面中不能自拔。使用这些穴位能让人们学会恰当关闭和开启心灵之窗。

天窗穴效力非常强大，不可轻易使用，治疗之初也不宜使用。需先培补病人正气，使其能承受新射入光线的影响。人如果长期身处黑暗，而一下子给他太多光明，会很不明智。正如英国诗人艾里尔特 (T.S. Eliot) 在《四重奏》中所言："人难以承受太多现实。"使用天窗穴一定要谨慎，并且要肯定这些穴位带来的对真实生活的认识，对病人来说不至于太痛苦。

并非每个患者都需要这些腧穴。有些病人来治疗时已很清醒，而另一些人经常需要这类穴位，因为他们正经历人生转变，重要的是此时有足够光明为其照亮前路。

治疗时，所选择天窗穴之五行应与病人五行所属一致，任督二脉的天窗例外，而且治疗一定以护持一行的主管穴（包括原穴、五输穴、络穴）结束。唯独金与相火这两行，阴阳两经皆有天窗穴。治疗时需阴阳兼顾，先阳后阴。

不是每一官都有天窗，颇有意思的是观察天窗穴在各脏腑之分布情况，因为它很能说明这些脏腑的功能。如，唯一具有两个天窗的是小肠（经），这很切合其作用，作为心君最贴身的护卫，小肠被赋予额外的视野以确保其明智地协助心君。所有的天窗都开在阳官，但金行和相火（三焦和心包）例外，见上述。

非常有趣的是木行无正式天窗，很可能因为木与视野密切相关。某种意味上，木经的每个腧穴都能让我们面向未来。胆经的目窗穴，显然可作为天窗使用。

天窗穴如下：

小肠	天窗、天容
膀胱	天柱
心包	天池（男）、天泉（女）
三焦	天牖
肺	天府
大肠	扶突
胃	人迎
任脉	天突
督脉	风府

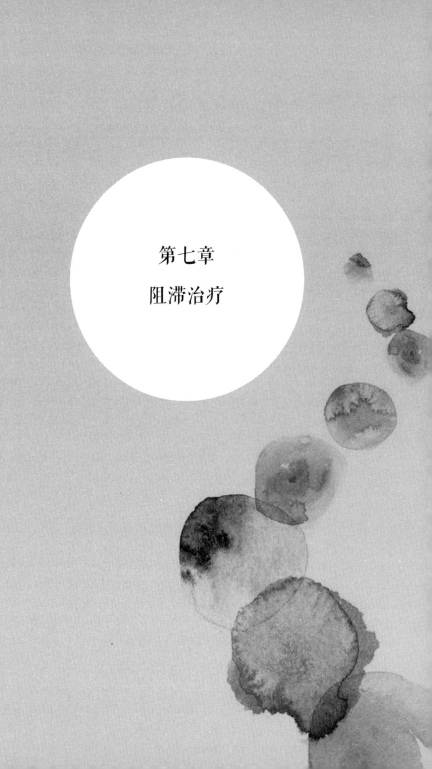

第七章

阻滞治疗

经脉中流动的经气可因不同原因出现各种阻滞，从而使五行难以维持人体健康。这些阻滞可不定期出现，但都需要清除，以使治疗得以进展。

有以下五大阻滞。

一、内障：外七龙与内七龙

使用外七龙穴与内七龙穴的历史可追溯到孙思邈（公元 6—7 世纪）之使用十三鬼穴，还可能源于更早的年代。

把诊断和治疗内障纳入治疗大法，是华思礼教授在传授五行针灸时，对"巫"的某种传承。"巫"这个词产生于久远年代，那时人们认为神灵统治世界，生命的推动力，包括健康和疾病，被看成是善恶神灵的化身。严重的精神失调，例如现在我们所诊断的精神分裂症或精神病，可以看成是被邪恶神灵或魔鬼附体。保罗·翁斯尔得 [1]（Paul Unschuld）对此有一生动的描述："祖先的诅咒。"

据现代宗教思维，邪恶神灵附体这一概念仍然很

---

1. 保罗·翁斯尔得（1943—），德国著名汉学家、中医历史学家。

容易让人接受，并且在很多传统中，从基督教到伏都教[1]，都有一套仪式来驱赶邪神。这是一个证明：承认有这样的情况，即一个人看来被自己所不能驾驭的某种力量控制。正因如此，尽管有强烈的反对理由，有人试图取消五行针灸使用的这个字眼，因为"附体"这一提法早已过时，还明显带有超自然的味道，它仍然一直得以保留至 21 世纪。

在病人身上，"附体"其实没有任何"玄"的意味，相反，它是构成病人的天然保护机制的一部分，病人在经历了某些巨大的打击后将自己封闭起来，保护其免受更深的精神伤害。严重时，病人可能的确感到自己似乎被某种力量控制，不过我们最好把它看成是人失去自我控制，而不是一种外力的强加。所以近年五行针灸中的"附体"被"内障"取代，就像病人在自己面前立起了一道保护性的玻璃屏障以躲避整个世界。

精神分裂症或精神病患者是"内障"之极端例证。在不太典型的情况下，病人仅有一些奇怪的表现或者轻微行为异常，只有最敏锐的观察者才能发现"内障"的存在。此时我们感到自己不能真正接近这个（有"内障"的）人，当我们试图与之接近时，会有一种空洞

---

1. 伏都教，指海地奉行的一种宗教。

之感，不像与正常人的接触。

清除"内障"是五行针灸最有益、最有效的疗法之一。施治者召集内七龙穴或者外七龙穴来帮助驱赶邪灵。用更现代的语言表达——针刺七龙穴可起重新沟通的作用：使病人的"神"从它的防卫屏障后重新显现。当针刺发挥作用时，"内障"得以清除的信号是病人跟我们能有眼神交流，而眼睛空洞无神正是"内障"之特征。

为什么会出现"内障"？

内障出现，一定是病人已经长期经受持续或极端打击，它如此严重以至超出一个人的正常承受能力。为保护自己，免受进一步痛苦，我们会缩回到自己创造的一个内心世界中寻求安全。某种程度上，内障类似于一个人一直处在受惊状态，他人可能对此毫无知觉，而一旦到了非常程度才被人注意。任何大的创伤、打击或持续的精神压力，诸如吸毒、酗酒、性虐待或身体摧残等都可导致内障。一些沉重事件，如童年遭遇父母突然死亡，都可以是内障的成因。

一个有内障的人，常常是那些身体和意识显然能正常运行的人，这个人因此还能保住他的工作，但他们受到损伤的"神"已经躲到屏障之后。只有最敏感的观察者会注意到他的异常。当情况恶化，身体与意识也会受到损伤，直至彻底崩溃，我们才发现此人已完全精神紊乱，此时身心已失控。病人不能正常运行，到一定程度，大家都意识到他显然已严重失常。

那些有内障的人，常常感到自己失去方向，似乎不能肯定周围究竟是怎么回事，其"神"陷入困惑之中，把他拉入另一个世界，在这里正常的行为规则渐渐不复存在。此时我们可能听不懂病人在说什么，因为语言能反映这种异常。在极端病例中，病人自己会说被其他力量左右。有内障的人常会说："我身体内有种东西控制了我……"一病人曾说："我脑袋里的魔鬼告诉我该做什么。"

怎样发现内障？

唯一确定内障是否存在的方法是注视病人双眼，试图以己之神会彼之神。眼睛乃心灵之窗，它能反映病人有神、无神。要求病人注视你的一只眼，你对视病人的眼，专注于病人与你对视的那只眼，用你的凝视力与病人的神取得联系。如没有内障，在这样直接的凝视下病人会感觉不安，会眨眼或微微躲开视线；而一个有内障的人，他不会有任何反应，你感到自己面对一片空白，或有如临深渊之感。

随着不断实践，我们将学会辨认病人有神无神。起初不易把握，因此所有治疗者都应查看每个病人的眼神，作为诊断的一部分。

治疗

治疗又称放出七条龙以祛邪，使用"内七龙"与"外七龙"两组腧穴。在我的实践中，发现区分这两种失调很不容易。在一个可认为是外因造成内障的情况下，如长期受虐待，使用内七龙可清除内障；而有时明显属内因造成，如酗酒，可能需要外七龙来治疗。

治疗一定从使用内七龙开始，只有在相对来说极少数情况下，即内七龙不足以祛除内障时，才使用外七龙。但在我的实践中，实际上基本无需用到外七龙。无论内、外七龙，都先用泻法（龙先平息邪魔），然后予补法（龙祛除邪魔）。

每条龙各有七个腧穴，要求每个穴位必须得气，以确保治疗成功。如同开密码锁，每个插销都要对准才能解开密码。

清除内障之后，紧接着一定要检测有无"邪气"，并治疗。即使以前曾做过"祛邪"治疗，也必须重复，因为内障可掩盖"邪气"。

使用内七龙的步骤

◎首先检查并记录脉象；通常内障清除后，脉象上有所反映。

◎在病人身体上标记以下穴位：

- 主穴鸠尾（剑突下约 1/2 cm）。

- 天枢（双侧）。

- 伏兔（双侧）。

- 解溪（双侧）。

◎按以下方式进针：

- 从上至下进针（首先针鸠尾）。

- 从右到左，带泻意。

- 直刺，刺入后针能直立，要求得气，并保持得气感；如针倒伏，须进针深一些。

◎要求病人反馈对每个穴位的得气感；如果其中一穴未得气，须重新进针直到得气；如果所有七个穴皆定位不准，治疗将无效。

◎所有穴位正确针刺后，按进针的先后顺序给每个穴位充分施以泻法（180°逆时针方向旋转），先右（穴）后左，然后留针。

◎如果留针 5 分钟后内障尚未清除，按进针顺序对每个穴位充分施以补法。通常情况下，如果穴位准确，只需几分钟就能清除内障。若未清除，可以适当延长留针时间，留针期间，不时检查病人眼神以观察能否与之有眼神交流。若已清除，依次出针。

◎再次检查内障是否得以清除。

- 已清除，进入下步"祛邪"治疗。

- 未清除，使用"外七龙"。

使用外七龙的步骤（仅作了解）

◎重复针内七龙的步骤，但使用以下腧穴：

- 百会。

- 大杼（双侧）。

- 肾俞（双侧）。

- 仆参（双侧）。

如果你肯定在内七龙／外七龙治疗后，内障仍未清除，不要进行"祛邪"治疗，而以病人五行所属的原穴结束治疗。嘱病人下次再来，你可重复以上整个步骤。第一次治疗时，如你很专注并肯定所有的穴位都已得气，内障不能清除的情形较少见。不过可能在有些情况下，内障非常顽固，竟需要两次才得以清除。

如果认为需要做内障治疗，请一定注意给病人留出足够时间，因为整个治疗费时较长：内七龙，祛邪，最后以护持一行的原穴结束。由于内障的存在往往为时已久，因此如果这次时间不够，等病人下次就诊再做也无妨。重要的是得有足够时间，不要在匆忙中进行治疗。

二、邪气

五行针灸中"邪气"（aggressive energy，AE）
这个概念是指人体内的一种浊气，可认为是邪气的另
一个称谓。其他形式的浊气还包括"内障"和"夫妻
不和"。20 世纪 60 年代，法国著名针灸师拉维尔首
先使用"邪气"（AE）这一概念，他是华思礼教授
的针灸老师之一。据拉氏观点，有两种方式可清除人
体的浊气（邪气）：

◎通过背俞穴。

◎通过五输穴。

五行针灸使用的只是第一种方式，其他针灸流派，
包括现代的中医，使用第二种方式清除邪气。

根据五行针灸理论，认为邪气存在是治疗的一大
阻滞，为了保证整个治疗有效，必须先清除邪气。除
了有内障的病人，其他病人皆应首先进行祛邪治疗。

有无"邪气"的诊断和治疗同步进行，使用各脏
的背俞穴。

"邪气"的出现是由于长期精神压力或精神创伤

作用于五行中的一行，削弱其防御能力的结果。之所以称其为"邪气"是因当五行之气受削伐，它不再是健康时的生生之气，而变成一种破坏力向病人倒戈。此情况一旦出现，受损这一行为摆脱"邪气"，将其传至另一行。据五行相生规律，为保护其子不受邪气，遂将邪气传给最远一行，即通过相克将邪气传给其孙。一旦"邪气"出现，五行之相克即成为一破坏性循环。在其他所有情形下，五行相克起平衡、制约作用。

例如，火若受"邪"，它不会把浊气传其子土，而传其孙金。如果"邪"太胜而金难受之，则金再将"邪"传给其孙木，依此类推。

据五行针灸理论，当"邪气"沿着相克顺序进行破坏性传递，致五行皆受此浊气，人体内将无足够正气维持生命，死亡便是最终结果。例如，"邪气"从木传到土，然后从土到水，从水到火，直至五行全部失守，这相当于西医所谓肾衰（水行紊乱），继而导致心衰（火行紊乱）。

"邪气"只见于五脏。六腑因其中空之性，能自行驱"邪"于外。

邪气的成因：
◎持续的精神压力使五行受伐。

◎各种形式的精神打击、创伤，包括放疗、化疗，突然或持续的惊吓。

为什么"邪气"会反复？

"邪气"的出现是身体受到打击的标志。如这种打击持续，"邪气"会重新出现，除非病人的护持一行通过治疗得到加强，能抵御进一步的压力，这需要得到足够深入和频繁的治疗。如病情无改善或加重，治疗者一定要再次检查有无"邪气"，以保证进行其他治疗前此"邪气"已清。如确有"邪气"，你当自问：是原来的治疗取穴不准使邪气未能正常排除？还是因为治疗没能针对病人的护持一行？或者病人仍然在巨大压力之下？

以下情形当怀疑可能有"邪气"存在

◎患者表现出明显的情绪不稳，这是五行处于紧张状态的表现。

◎患者易哭。

◎胸部和上背部疼痛。

◎背俞区周围，尤其在肺俞、心包俞和心俞区域肌肉紧张。

◎以上背俞区皮肤出现红斑。

◎背俞穴进针处有白色凹陷，针尖好似被皮肤吸入，针孔周围随即出现红斑。

治疗原则

除有内障情况外（以内七龙／外七龙治之，然后祛邪），每个病人的第一步治疗都是祛邪。如"邪气"未清除，实施任何其他治疗终将无效，甚至会令病人感觉更差。祛邪治疗时，如果按平常针刺背俞穴的深度进针，非常危险！因为这样会引邪深入，令病人身心受害。

"邪气"的诊断和治疗步骤

针只能浅浅刺入皮肤。不可将针刺至针身与身体成直角的深度，针身与身体最多成 45°。只有在进行祛邪治疗时才如此进针，其目的是为避免将针刺入该穴之正常深度，而只是打开一向外的通道，给"邪气"出路。这样浅刺进针，任何"邪气"皆可清除，而不致有引邪深入之虞。

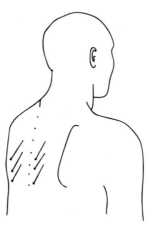

图 5　针刺祛邪

将针刺入分布于膀胱经第一线的五脏背俞穴，双侧皆针，取穴如下：

◎肺俞。

◎心包俞。

◎心俞。

◎肝俞。

◎脾俞。

◎肾俞。

只有在发现心包俞有"邪气"时，才针心俞。这与五行针灸所强调的原则一致，即尽量避免针刺与心有关腧穴。在刺心俞时，须格外谨慎，勿进针过深。如果"邪气"已经波及心脏，过深进针必令"邪"深陷，极其危险，慎之！

针刺入所有五脏背俞穴后，等待 5~10 分钟，观察有无圆形红晕出现于任何针刺部位。为确定红斑不是皮肤对针刺之过敏反应，在背俞穴附近非腧穴位置，刺入几针对照针。如对照针有红斑出现，应待此处红晕消退后，才能判定背俞区之红斑是否属"邪气"反应。

在背俞区针孔周围，"邪气"可表现为深浅不等的红晕，直径 0.5~2 cm。如"邪气"只出现于一侧背俞区，应稍调整另一侧的针，很可能这些针位置不准。因为"邪气"很少仅现于单侧。

待针孔周围红斑退尽后才可出针，可能需要 20 分钟至 2 小时以上。条件允许时，应留出充足时间，以确保一次治疗将"邪气"祛尽。因此安排首次治疗时，不妨准备 2 小时。如果下一病人已在候诊，而前一病人时间不够，仍可出针，但勿闭针孔，最后以病人的护持一行的原穴结束治疗。并嘱其尽快返回，下次继续行祛邪治疗。

如病人离开时，仍有"邪气"表现（红晕未退尽），出针后它会通过针孔继续向外排，因此病人下次来时，可能已无"邪气"表现。不过，为确保祛邪彻底，仍应再次针背俞穴检查。

我们可把这些针想象为一根根避雷针，将邪气引出体外。

怎样判断何时应该出针？

◎即使"邪气"完全排除，针孔周围仍可有淡淡的红色，如再候 10~15 分钟仍不退，可能是皮肤对针之反应；这意味"邪气"已除，可安全出针。

◎有时红斑可能由针灸针引起，尤其在肾俞穴处，即使此处并无"邪气"。记住：如果红斑不随时间消退，表示并无"邪气"。

◎如怀疑，则留针时间稍长。随着经验积累，你会判断何为、何非"邪气"反应；何时表示"邪"已退尽，何时"邪"未清。

帮助提示

◎清除内障后，一定要重复"祛邪"治疗，因内障能掩盖"邪气"。

◎如不能肯定背俞穴定位（有些病人的背俞穴很难确定），先从上至下，然后再从下往上数以便更准确定位。遇到很困难的情况，难以数清脊椎时，则将针刺入跟所有背俞穴相当的位置！人的脊背可能弯曲或有畸形，可能很难找到椎间隙，尽量把我们能用的方法都用上。总之目的在清除"邪气"，而非腧穴准确定位的练习。

◎"邪气"重新出现正告诫我们不可沾沾自喜，可能意味着有些问题尚未得到解决：或涉及治疗（五行判断有误），或涉及病人生活方面的问题（过度饮酒、吸毒或处于受虐关系中）。

祛邪治疗举例

◎一病人因骨癌广泛转移接受大剂量放疗，接受放疗的背部看上去如被烧伤：皮肤嫩红，触痛明显。祛邪治疗后，皮肤如烧伤的颜色消失，而呈正常红色，长期以来之疼痛亦为之大减。

◎一病人因重度呼吸困难、胸部刺痛而就诊，祛邪治疗后，诸症皆失。

◎另一严重腰痛患者，祛邪后，腰痛顿失。

三、夫妻法则

夫妻法则表示左手脉力应略强于右手脉力。左脉称为"夫"脉，右脉称为"妻"脉。

在一个传统社会中，一般认为夫主外而妻主内。每人自身亦有"夫""妻"两面，即阳刚一面和阴柔一面。无论男女，其"夫"面，包含君主之官——心。正常情况下，左手脉力（夫脉）应略强于右侧"妻"脉，表示君当其位。反之，则心失主宰，生命危矣。

病人有"夫妻不和"脉之特征表现为一种无可奈何之感，反映于脉象为左手三部脉甚虚，而右手脉象十分有力。此时病人的语言常能证实此脉象，他们会说："我坚持不下去了。""我想放弃。""我看不出活着还有什么意思。"

"夫妻不和"乃由某种创伤、打击造成，尤其来源于人与人的冲突、不愉快（此时心难主宰局面），使各官（脏腑）承受相当压力。例如，一男或一女可能感到自己是双方感情中受害一方（妻子一方越权），或认为对方对自己要求过分（丈夫一方不得不接管大权，而妻不情愿）。

切记：两侧脉象不同不一定表现出显著差异，即妻侧正常（＋），而夫侧甚弱（－2），脉象之差别往往是相对的。夫妻不和脉最重要标志是心和小肠之脉严重不足，因为它们正挣扎求生存。另一标志是右手三部脉出人意料地有力，使病人给我们以绝望、无可奈何之感。

夫妻不和脉的治疗

非常特定的治疗：泻妻以助夫。

为达到此目的，通过经气转化（详见第九章）将"妻"（右）侧所有脏腑之气血转给夫（左）侧脏腑。

根本上说，纠正夫妻不和之治疗极尽简单，具有起死回生之深刻效力。如此不和未得纠正，君主之官可能因不堪重负而即将倒下，最终导致生命终结。一旦诊断确定，夫妻不和必须立即予以治疗。如不予处理，将危及生命。

治疗步骤

◎补至阴，复溜（双侧）　　　夫侧水受妻侧金气所补

◎补太溪（双侧）　　　　　经气通过五行相克从妻侧之土转到夫侧的水

◎补中封（双侧）　　　经气通过五行相克
从妻侧之金转到夫
侧的木

最后由补君主之官心来收功，恢复其主宰：
◎补腕骨，神门（双侧）　补心与小肠之原。
◎补病人五行所属之原穴（许可时加灸）　把主
动权交给病人的护持一行。

如果夫妻不和（脉）第一次治疗时未得到纠正，
病人下次来时重复以上治疗。

夫妻不和脉是心脏承受巨大压力的表现，因此应
要求病人几日后返回做进一步治疗并检查此不和是否
已纠正，如果仍然存在，要重复治疗直到它消除。

四、出入阻滞

经气在十二官之间循环往复运转，我们称此为卫
气的循行，相对于五行之间气机的生克转化来说，卫
气循行更浅表。在卫分阶段，经气由心传递到小肠，
由小肠传给膀胱，再传到肾，如此沿十二官顺序循环
传递（始于心最后又回到心）。

经气在卫分上流转可能在前一官末端至后一官起始处受阻。若如此，则经气积聚于前一条经脉，而不能像正常状态下流动到下一经脉，此即为出入阻滞。这些阻滞能通过脉象诊断，也可能表现在颜色、声音或者情志方面的失调，或者在阻滞周围出现一些身体症状。

任督二脉之间也可有出入阻滞，称为任督不通。这是所有出入阻滞中最严重的一种，阻止这两大经脉对十二经的气血供应。任督不通在脉象上表现为双手三部脉皆虚（十二官脉皆为 -2，三部脉沉取皆无），病人表现为气血衰竭。只有任督不通得以纠正后，病情才出现转机。

阻滞主要出现在五行中两行交接之处，如木之末与金之始处。同一行之间很少出现阻滞，如胆与肝之间，因为同属一行之阴阳二官会尽量均分气血。不过，有时也会出现阻滞，脉象上称为"分裂脉"，通过补气虚一官之络穴调整二者经气。

如在木和金之间有阻滞，脉象上会表现出肝胆之脉（木所主）相对盛大，而经气在卫分流经下一站，大肠与肺脉（金所主）相对虚弱。好像是肝经在其经气出口期门穴处受阻，使经气不能由肺经入口中府穴传入肺，我们称此为肝肺阻滞。脉象会显示肝、胆之脉实而紧，而肺、大肠之脉显空虚。可能还有其他感官信号的改变，提示该阻滞存在，比如易受激惹，易生气动怒，胸部发紧、疼痛，或面带白色（肝或肺失调表现）。

何时出现出入阻滞？

出入阻滞可能一开始就已存在，也常于治疗数周后出现。如在几次治疗后出现，表示气血状况在深一层改善，是疾病由里出表的佳兆。由于它会暂时引发一些令人不舒服的症状，因此有必要告诉病人此乃病愈之象，不必担心。

大的阻滞如任督不通，则是另一回事，它如闸门切断整个经络之气血流通，造成十二官虚损。所有疾病如伴有严重及持续困乏症状，或伴全身多器官功能逐渐衰退，诸如多发性硬化症等，都应考虑任督不通。任督不通常见于童年手术之后，或剖腹产术后难以康复等。不孕不育亦往往与该阻滞有关。

出入阻滞长期存在，表示经气只能从一官缓慢流动至下一官，这可能正是所有疾病之根源。如在妇女，肾心包阻滞或脾心阻滞可引起或至少加重乳房囊肿，因为正常时循行至胸部之气血此时不再顺利流通。

如一病人就诊，既往胸部有问题，尽管不能从脉象上肯定是否有以上出入阻滞，作为一预防性措施，考虑其存在之可能并予以治疗总是十分重要。好比去试着打开一扇已经开着的门，疏通一个可能不存在的阻滞不会给身体带来任何害处。而忽略阻滞的存在则很糟糕，因为这好比把治疗一次又一次推向一扇紧闭的大门。

由于会阴穴所处的位置，治疗者往往下意识情愿没有任督不通。因此切记提醒自己，为避免这一治疗，我们可能下意识说服自己：病人脉象比实际强。此类情况发生频率极高，而疏通任督的效果令人惊叹。

一旦发现出入阻滞，应立即解决，否则将阻碍整个治疗。不像任督不通，这些阻滞不一定表现为两个脏器之间存在明显差异，而表现在脉象上：位于经气出口处的脏器脉带一点紧或硬象，而与之相接脏器脉象显得弱一些[1]。任督不通将阻止病人的任何改善，其他阻滞对病情没有如此大影响，但会有些令人不适的短暂副作用。

除任督不通，任何一出入阻滞的出现皆表示气机在卫分循环受阻。一定应让病人和你自己安心，此通常为

1. 如肝肺阻滞表现为肝脉弦紧实，而肺脉弱，甚至不及。

佳兆：至少气血正有力地通过原本日益闭塞之通道。

出入阻滞治疗（任督不通除外）

治疗极简而效宏。

◎补经气实之一官所属经脉出口穴（双侧），先阳后阴（即先左后右）。

◎补经气虚的一官所属经脉入口穴（双侧），先阳后阴。

在上例中，需先补肝经之期门释放堆积于肝经之尾之经气，后补肺经入口中府，将所释放之肝气引至肺。

疏通出入阻滞时不灸。因为此时并不欲温暖该穴，只为疏通其停滞之气。

任督不通治疗

◎补会阴、承浆（不留针）。

◎补长强、龈交（不留针）。

由于会阴、长强二穴位置的特殊性，应让病人能选择同性治疗者针刺以上穴位。如病人更愿意由原来的针灸师治疗，而医患双方性别相异，治疗时应有与病人同性之另一人在场。

出入阻滞穴位列表

入口穴位一定是每条经脉之首穴，但大肠经除外，其入口穴为合谷。对女性，心包经第二腧穴天泉为入口穴，因妇女禁针心包第一穴：旁开乳头之天池。各经出口穴各不相同。

表1　出入阻滞穴位表

	入口	出口
心	极泉	少冲
小肠	少泽	听宫
膀胱	睛明	至阴
肾	涌泉	步廊
心包	天池（女性：天泉）	劳宫
三焦	关冲	耳和髎
胆	瞳子髎	足临泣
肝	大敦	期门
肺	中府	列缺
大肠	合谷	迎香
胃	承泣	冲阳
脾	隐白	大包
任	会阴	承浆
督	长强	龈交

五、瘢痕导致的阻滞

手术后形成的瘢痕组织或者人受伤后，可能阻碍经气运行的通路。经气会在瘢痕周围或通过瘢痕另寻通路，但在伤痕严重而深大之处，很难建立另外通路。如治疗陷入僵局，可能因为经气难以通过有瘢痕一边，不能像流经身体其他部位那样通畅无阻。

此情况常见于曾经历重大手术的病人，如子宫切除术、剖腹产术等，此时手术切口划过任脉和其他一些经脉。

治疗

治疗极简单。

◎将针刺入紧邻瘢痕上下之腧穴，顺经络方向进针，施补法。例如，如腿部经过肝经循行区，在蠡沟和中都穴间有瘢痕，顺经脉方向则先针蠡沟，后针中都。如膀胱经飞扬和跗阳穴间有瘢痕，则先针飞扬，后针跗阳。

◎针用补法往往已足够，但如未达到期望效果，可泻先针之腧穴，即上例中的蠡沟与飞扬可泻之，并留针，然后刺中都和跗阳，把经气引过去，穿越瘢痕。

◎如瘢痕跨越好几条经脉，则可参考脉象，治疗针对明显失调的脏腑。比如，瘢痕在手臂肺经和心包经上，而治后心包之脉象无改善，则应针位于瘢痕上下方心包经腧穴。

◎下腹曲骨穴处有瘢痕时（常见于剖腹产），当针会阴、中极。

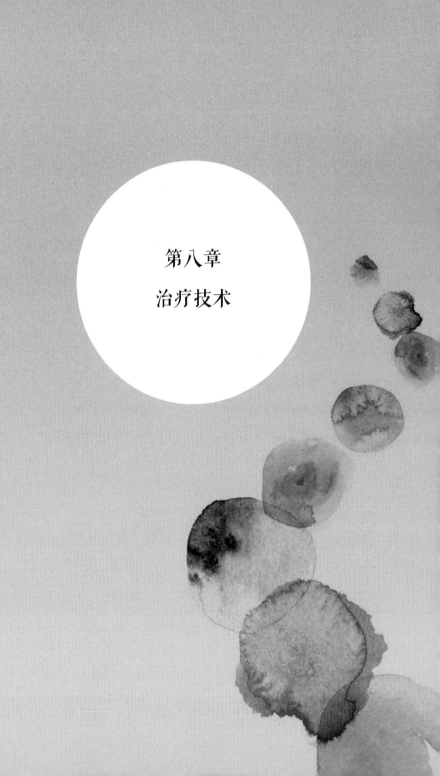

第八章

治疗技术

一、治疗技法

五行针灸治疗有两种刺激穴位方法：施灸与针刺。

别于其他针灸流派，五行针灸往往不另外配合使用中药。它着重强调五行、脏腑之间复杂而细微的相互关联，总体上五行针灸治疗不借助药物。有些针灸师研究出把某些药物按五行分类，但是对每一味药物与相应五行之间具体的关系尚未得到充分研究，因而药物使用尚未纳入五行针灸常规治疗计划。

应牢记，在不局限于生理疾病时，最高级之治疗术——如果确能如此称呼，乃治疗者与病人之关系。为此我们要发挥一种治病方法，要求自己具有创造良好气氛之能力，使病人感到安全、自在。为做到这一点，我们也使用一些实际技巧，主要指身体接触。如学会让双手传递意念与情感，当我们以手接触病人时，会给予精神安慰，如此双手即成为治疗身心疾病之工具，帮助传达一系列信息，带给病人宽慰与理解。能使用双手治病乃更高深的技艺，它能消除彼此的隔阂。在我们施灸和针刺的动作中，如带着恰当之"意"，治疗将达更高境界。

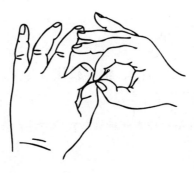

图 6　针刺手法

二、针法

五行针灸采用之针法来自华思礼教授，他曾接受不同针灸大师之传授。与日本针灸流派针法一致，其特点为施治者和病人皆要有"得气"感。另一特点是施补法时不留针，即得气后，使针做 180°顺时针方向旋转后立即出针[1]。

泻法与其他针灸流派采用针法相似：留针至 20 分钟。泻法在五行针灸中使用甚少，因为通过祛邪治疗，五脏邪气皆得以排除。

针刺这一动作本身是医生与病人关系的组成部分，其重要性如同五行针灸师必须与病人达到精神默

1.注意：总体而言，五行针灸之进针深度较其他针术进针偏浅。

契一样，都是有效治疗之保证。当医生在针刺某一穴位时，应能意识到由这根针同病人建立的联系——不仅通过手指，还通过心神。这解释了为何学生进针之位置、深度、角度都正确，但并未真正对穴位产生感应，因其尚未达到根本上之沟通。

五行针法融入了日本针法精细柔和之特点。针法越娴熟，病人对进针的感觉越少，不过在不同时候，病人对某些穴位的针刺会更敏感。

针刺方法

五行针法有以下五种：

◎补法。

◎泻法。

◎针刺以转化五行之间的经气。

◎针刺以祛除邪气。

◎针刺以排除内障（内七龙与外七龙）。

补法

当脉象提示该五行经气虚，则施补法。

◎先针左侧穴位，后针右侧。

◎顺经脉的流向，与之成 10°～50°进针。

◎得气后，使针做 180°顺时针旋转，旋即出针。

◎如未立刻得气，轻轻调整进针角度和位置，直至得气。出针后立即以消毒棉球按压以闭针孔。

泻法

当脉象提示该五行经气实，则施泻法：

◎先针右侧穴，后针左侧。

◎逆经脉流向，且与之成 10°～25°进针。

◎使针做 180°逆时针方向旋转，留针，直到脉象显示经气已泻到适度。

◎出针前无需行针，不闭针孔。

在五行之间转化经气

需要使用特殊针法使一行的经气转化至另一行（详见第九章）。

针刺祛除邪气

此并非直接针刺经络，而是建立一条经皮肤之浅表路线，通过它把存于经络内之邪气祛除于外（详见第九章）。

针刺清除内障（内七龙与外七龙）

具体针治步骤详见第七章。

三、灸法

五行针灸之灸法来自华思礼教授，他接受了不同针灸前辈传授，其中一派来自日本。不同针灸流派使用艾之种类、艾炷大小、施灸方式皆不相同。艾绒可置于针柄末端，可隔盐灸、隔姜灸、直接皮肤上灸，还有其他方式。总之目的在于温暖身体。

五行针灸之灸法为将米粒大小的艾炷置于穴位上，以线香点燃，待其燃至病人感觉温热时，将其移开，然后再置新艾炷。艾炷在燃至接触皮肤之前应予移除，但有时仍会在皮肤上留下小小斑迹，因此不在面部施灸。

施灸目的在于为针此腧穴做准备，故进针时病人会感到如温针刺激。可认为，针前使穴位温暖能提高腧穴的效力。加热穴位不仅仅温暖身体，也温暖人心，使其准备好迎接针刺。

有些病人有烘热和皮肤发红情况，这并非施灸的禁忌证——但可能是其他流派的禁忌。有人皮肤触之温暖但感觉体内很冷，如我们感到艾灸之温热有益于病人之"神"，无论此处皮肤感觉多温热，仍可在穴位上施灸。因而习惯上所有穴位都施灸，除非此穴禁灸。

灸可起补之效，因此只有在欲补此穴（补其经气）才施灸，而欲泻则（泻其经气）不灸。

艾炷大小和施灸壮数

艾炷大小取决于穴位对温热之需求，且温热应保持足够长时间使每一壮都能给穴位持续加热。如艾炷过大，温热穴位时间太长，在每壮之间会冷却下来。如艾炷太小，穴位被迅速加热但不能保持温热感。

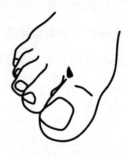

图 7　灸法

此灸法使用中国艾绒，其燃烧较日本艾绒缓慢，普遍认为在重复施灸时它能提供恰当的温热度。

每穴有具体之最多和最少施灸次数，2~50 壮不等，平均 3~5 壮。开始治疗时灸最少壮数，如以后重复使用该穴，医生认为更多温热有益病人，则施灸次数可逐渐增至建议之最高壮数。

怎样施灸

手指将艾绒搓成米粒大小。首次施灸前，微微湿润穴位处皮肤使艾炷能稳置其上。线香点燃艾炷后，令其慢慢向下燃烧，直至病人感觉热力，才用大指和小指夹住将艾炷移开并熄灭。传统上使用这两个指头，因为给病人频繁施灸形成的轻微瘢痕，会影响到中间三个用来诊脉手指之敏感度。

艾炷移开后，残留在穴位上之少许艾绒对下一艾炷可起固定作用，因此不再需湿润此处皮肤。可在身体各个角度施此灸法，背部施灸时，病人可取坐位。

如要针左右经脉同一穴位，先灸一侧穴位，趁该穴尚温，立刻针之；然后在另一侧重复以上步骤。

如左右两侧穴位相距不远，治疗者针时不必走到治疗床另一侧，如针背俞或脾胃二经之原穴时。熟练的针灸师能于艾炷在左侧穴位燃烧时，将右侧艾炷移开，这样两个穴位均保持足够温热，可连续先后刺之。

要达此熟练程度需要操练，一个刚毕业的针灸师最好是一侧施灸后再操作另一侧。

神阙灸法

艾炷大小只在一种情况下例外：神阙穴施灸时，肚脐用盐填满，艾炷置于其上。艾炷足够大，燃烧时热力才能穿透下面的盐。艾炷大小取决于肚脐深度与宽度，浅而窄的肚脐所需盐不多，故艾炷不大；一个深而大的肚脐则需很多盐，艾炷偏大。艾炷高度可在1~2cm 之间，其底部应能盖住整个肚脐为佳。

别于一般施灸法：移开燃烧过的艾炷后，立即在原处放置新艾炷；灸神阙时，灸下一壮艾炷前，应先让肚脐内的盐冷却一会儿，否则，肚脐内娇嫩的皮肤可能被烫伤。还要注意盐床应足够宽大，可供连续放置艾炷。

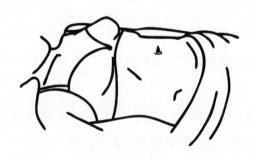

图 8　隔盐灸神阙

施灸禁忌证

◎如病人有高血压，或收缩压与舒张压相差大于40mmHg。

◎如该穴禁灸。

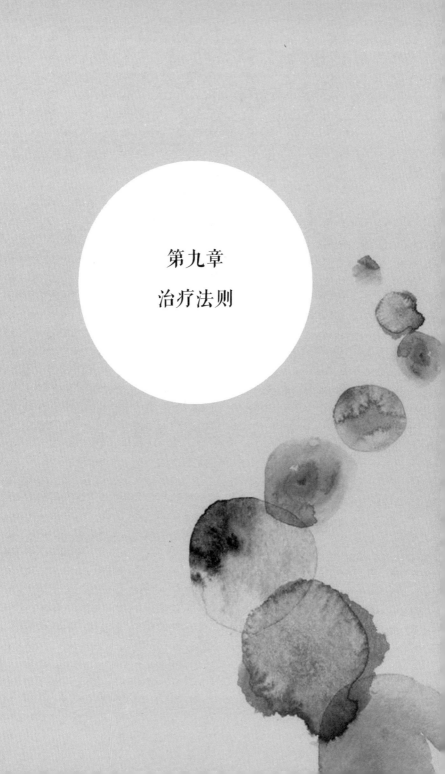

第九章

治疗法则

一、五行相生相克规律

绝大部分五行治疗依据的最根本原则之一乃五行相生规律。根据这一原则，五行循环中，每一行是上一行之子，下一行之母，按顺时针方向，依次为木、火、土、金、水，又回到木。

气血以此顺序从一行传到下一行，此即五行相生。能量也由这一行之阳官（腑）传到下一行之阳官，同样，由这一行之阴官（脏）传到下一行之阴官。如：经气由大肠传到膀胱，肺到肾。在火这一行，胆之气传给小肠和三焦，肝之气传给心与心包。

五行循环内气血也可交错传递，仍然按顺时针方向，因此，祖可传其孙，此为五行之相克循环。在此情况下，气血皆由阴脏传给阴脏。必要时可使用络穴连接阴阳脏腑之气。

相克循环起控制作用，与相生不同，它可起破坏性作用，例如在有"邪气"的情形下。

二、经气的转化

利用五行相生或相克关系，或二者同时使用来转化经气是五行针灸之一大特色，其他针灸流派不采用此法。转化经气最先见于法国针灸师苏里德莫朗[1]和拉维尔[2]的教学中，显然也是尼波叶[3]教学的一部分，1963年传予华思礼教授。

实施任何一种经气转化，其目的在于使各行、各脏腑之气血分配趋于平衡。这种重新分配气血之法有助于协调十二官之间的矛盾，操作简单，其效令人惊异。转化经气为最强有力的治疗方式之一，因其能平衡五行之间的气血悬殊，令各行受益。

我们通过转化经气来支持护持一行，把其他地方相对多余之气血转化给它。当此行经治疗而恢复其在五行中之主导地位时，它会慷慨分布自身之能量；如

---

1. 苏里德莫朗（Soulie de Morant，1878—1955），法国著名学者、外交官、汉学家、针灸家，又被称为"西方针灸之父"，为中国传统针灸术系统传入西方第一人。20世纪初在华工作（外交官）、生活约20年，接触针灸，多获当时针灸名家指点。著大量专著、文章，涉及中国文化、历史、音乐、艺术及社会生活诸方面。因其《中国针灸大全》一书，曾获1950年诺贝尔奖提名。

2. 拉维尔（Lavier，？—1987），法国汉学家，著名针灸师，华思礼的针灸老师之一，对华氏后来传承的五行针灸有重要影响。

3. 尼波叶（Niboyet，1913—1986），法国著名针灸师。

护持一行处于挣扎之中，则需靠其他五行来帮助；而一旦恢复主导地位，其他各行顿时轻松。

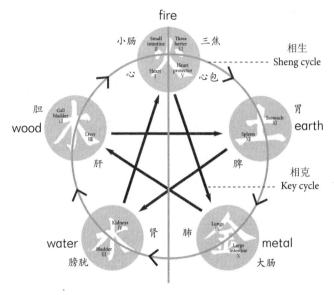

图9 五行相生相克关系图

利用相生关系转化经气

◎补

将气血转化至相对不足的一行/脏腑（针用补法）。此时经气由母传子，阴脏到阴脏，阳腑到阳腑。如护持一行气血不足，则补其母之阴阳二穴；如护持一行气有余，则泻其子行之阴阳二穴，把经气引至子行。

◎泻

泻其有余一行/脏腑的经气（针用泻法）。此时经气通过母子关系实现转化。

例一：

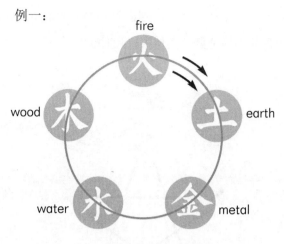

图 10　虚则补其母（以火补土）

补土：

解溪（胃经之火穴）。

大都（脾经之火穴）。

例二：

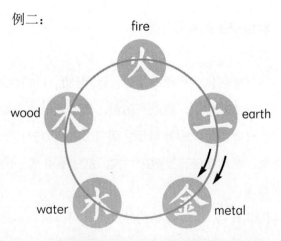

图 11　实则泻其子（生金以泻土）

泻土：

厉兑（胃经之金穴）。

商丘（脾经之金穴）。

利用相克关系转化经气

这种方法只适用于把经气引到护持一行，而不是从护持一行引出。有两种方式，一种简单，一种复杂。

◎简单方式

转化通过相克关系，由祖传孙。

例：

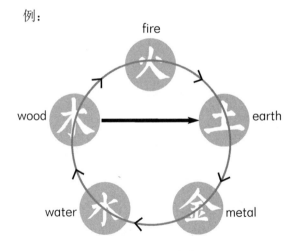

图 12　经气转化之简单路径

使经气从木转到土：

隐白（脾经的木穴）。

◎更复杂的转化方式

这里经气在相克循环中继续转化，由曾祖传曾孙，需一中间五行作为携带，过程如下述：

例:

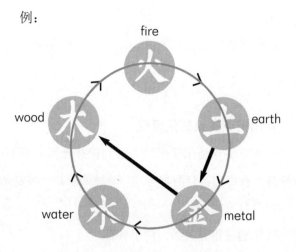

图 13 经气转化之复杂路径

从土引经气至木:

针 1: 中封（肝经之金穴）。

针 2: （中转针）太渊（肺经之土穴）。

（也可使用另一条替代途径: 由土到水再到木。）

转化经气的步骤

◎选择最短路线，使用最少穴位。

◎避免使用通过心的路线，因为据日本（针灸）传统，心乃神圣之官。

◎永远沿着五行相生方向（顺时针方向）转化。

◎如转化途经另一行或脏器，作为携带者之一行或脏器，不会带走流经此处之经气。

针刺步骤

◎任何情况下，一律先针左侧后针右侧。

◎先针气虚之一行，略带补意，留针。

◎针作为携带者之脏器所属经脉，略带补意，留针。

◎勿针气实待泻之一行。

◎最后，给气虚待补之一行穴位充分施补后，立即出针。

◎原来留在携带者经脉之针无需再补，出针。

◎必要时，可使用络穴使经气从阴脏转到与之相表里之阳腑，不过很少有此需要，因为经气通常在表里脏腑之间得到自动协调。

理论上讲，经气可从任何一脏腑或五行转化至另一脏腑或五行，但一定要按五行相生克的顺序。但临床上，某些转化更经常用到，因为相对而言，五行中之木与土，较之其他行如水与相火（主精气之储备），常常经气有余。

以下转化最常用到：

◎相火者：曲泽（相火之水），太溪（水之土）（土气转化至火）。

◎木者：中封（金气转至木）。

◎太渊（金之土），中封（木之金），实现土气转化至木。

◎土者：隐白（木气转至土）。

涉及火行的经气转化

对于经气转化，君火与相火应作为两个不同五行看待。经气不能在君相二火之间相互转化。如果需要小肠之气补三焦之气，必须通过整个五行循环，直到经气传到火的另一面。临床上从没有这样去操作，但理论上可实现。

在同一五行内，经气由一官传给与之相表里的另一官

此处要用到络穴。如：肺经之气弱于大肠之气，可用列缺调整肺与大肠之经气。此失调可通过脉象发现，称为分离脉。同样，实际很少出现这样的情况。

三、时令与子午流注治疗

五行针灸一个根本治疗法则源于两个自然周期，即一年之四季循环和一日之时辰流注。实施该治疗需使用时令穴，又称五输穴之一，十二官各有一穴与其所属五行对应（见第六章之主管穴）。当时令穴与流注时辰相结合使用时，成为最强有力的治疗，因其使人体之气与时令及流注之气保持一致。

临床上土行、火行、水行病人容易实施此治疗，因其流注时辰在上班时间内。木、金之流注穴在夜间，只有在可行情况下才能实施治疗。

日治疗周期 / 子午流注法则

这一法则指每 24 小时内，每一官（脏腑）之经气在某一时辰（2 小时）达到高峰。此即十二官之时辰。十二官时辰排列顺序与人身之气在卫分循行有关，此处以罗马数字标明，从 I 到 XII 又返回至 I。这一法则又称为子午流注。

每个脏腑在其对应时辰相反的时间内，即对应时辰 12 小时之后，其经气处于最低谷。在该脏腑的时辰内治疗比一天中其他任何时间治疗都有效。使用流注穴还有清除脏腑垃圾的作用，使其显现出气血之真实状况。

子午流注法反映的是太阳时，如当地使用夏时制，注意与之协调。

以下为每一官（经气）的流注时间。

数字二官流注时辰（GMT）：

心	11 am	1 pm
小肠	1 pm	3 pm
膀胱	3 pm	5 pm
肾	5 pm	7 pm
心包	7 pm	9 pm
三焦	9 pm	11 pm

胆	11 pm	1 am
肝	1 am	3 am
肺	3 am	5 am
大肠	5 am	7 am
胃	7 am	9 am
脾	9 am	11 am

　　还可利用子午流注规律建议病人调整自己的生活，协助由十二官主宰的身体天然之机能。因此在上午7到9点进食，正值经气流注于胃的时辰，此时食物能得以更好消化。相反，在胃之经气处于低谷的晚间7到9点进食，食物最难消化。由于大多数人都在这个时间内享用丰盛晚餐，难怪有如此多之消化问题。

　　人们还发现，在木行时辰内，即夜间11点至凌晨3点给儿童进行化疗，可帮助肝脏忍耐药物，效果强于其他任何时间之治疗。

时辰治疗举例（时令与子午流注穴相结合）

　　一个土行病人的时辰治疗必须在上午7点至11点进行，涵盖了脾胃二官所主之时。要求病人上午8:30到，以便在9点前针胃（经）的时辰穴，9点后针脾（经）的时辰穴。如果此治疗在长夏，土之季节实施，则是土所能得到的最强有力治疗之一。

第十章

穴位选择

一、选穴指南

切记：穴位乃五行之仆而非其主。腧穴所具备之力量来自五行，它们只是服从五行的指令，为之服务。如果离开五行，穴位将失去作用。因此在阅读下文所列之穴位名单时，别忘记它们只是五行之差使。

另外还得打破一种思维习惯：认为应当从365种可能中选择穴位，这太容易令人迷糊。临床选穴的范围可缩小到更细的分组内，在前面章节中我已有所介绍。

目前来说，对五行针灸师而言，最重要的两组穴位是：
◎主管穴。
◎治疗阻滞的穴位。

对尚缺乏经验之五行针灸新手，仅仅使用以上两组穴位，即能安全而有效地治疗病人，安全尤其重要。

现在需要来研究一下关于选穴最复杂的一面：在我已经提到的那些分组穴位基础上，为加强疗效，还能加入哪些穴位？可供选择者甚多，因此更不容易。一方面我们可借鉴他人或自己的经验；令另一方面，还可借助于穴位之名来帮助选择。穴位名称和位置有助于我们理解其意义，如果把经络系统看成地图，则每个穴位可视为指引方向之路标，使我们不致迷失。

五行针灸，较之于其他任何针灸流派，更强调通过治疗五行来扶持十二官，这使得原本复杂的穴位选择变得令人惊异的单纯，因为不必顾及某一穴位之具体作用。而许多关于针灸穴位的书籍，是对具体穴位功能的介绍，并未视腧穴为五行之仆，故很易使人对穴位选择感到困惑。就穴位选择而言，为不致太难为自己，五行针灸师应记得：选穴目的在于促进五行平衡，最简单的方法即选择属于本行所主经脉之腧穴；或其他经脉之穴，但与本行所主二官有特殊关系，例如背俞穴及募穴。不过，有部分腧穴，其作用不局限于某一行，可用于任何一行以增强其力量，见下述之第二、第三组穴。

第一组　可用于治疗任何阶段的穴位

1. 主管穴（见第六章）

2. 以下三穴可在最初期主管穴基础上加入，以激活五行所对应之脏腑（二官）

◎用于土行者

地机：在我看来，此穴犹如挖掘机，可翻动变得沉重板结之土地。对于板滞的土行病人，应该一开始即考虑使用，松动其土。

滑肉门：犹如地机之姊妹穴，如感觉病人之土并非板滞而如沙粒，在治疗之初可考虑此穴，润其土以助水谷之腐熟。

◎用于金行者

经渠：治疗最初期可考虑使用，助金清除垃圾，使肺得以吸纳清气。

3.用于清除阻滞的穴位（见第七章）

第二组　治疗初期，通用于各行的穴位

最初几次治疗中，如果感觉病人需要额外的扶持，除第一组穴外，还可考虑选用以下所列诸穴。重要的是，应当仔细考虑病人是否需要，必要时才使用，而不是把这些穴位当成固定程序加入。随着实践之深入，你将渐渐学会决定是否加入这些穴位（其中之一），且选哪一穴。另外，穴位名称也提示它能给予哪种帮助。

◎神阙和巨阙

神阙：既可用于最初，也可用于治疗的任何阶段，一旦发现病人神气很弱，皆可用之。因其位置，此穴禁针，而只隔盐灸之（详见第八章）。

巨阙：如果病人高血压，不宜灸时，可用此穴。因巨阙乃心之幕，我想它对神之作用应稍胜于神阙。在治疗中后期，使用神阙之后的跟进治疗中，也可选此穴。

灵墟：顾名思义，如感觉病人之神好似被埋葬或者毫无生气，定当考虑此穴，因其能唤醒沉寂之神气。需要此穴之病人，往往望之无神。肾主藏精，只有经过第一阶段治疗，精气得到一定培补后，方可使用肾经胸部之其他穴位以支持其他各行。因此仅在治疗后期才能使用肾经胸部其他穴位。

魄户：平肺俞，因而与金，尤其肺有特殊关联。顾名思义，它为神开启一扇门户。

膏肓：平心包俞，因此与火，尤其相火特别相关。由于心包主全身血液循环，该穴有良好补血之效，治疗早期，如病人贫血亦可使用。华思礼教授曾说，就像血液能流至全身各处，膏肓之作用亦能到达全身之每个细胞，因而可用于治疗之任何阶段。

五行针灸中，膏肓乃少数几个能重复使用的穴位之一，对接受放疗或化疗患者甚佳，用时以递增壮数灸之，从7壮始，继以14壮、21壮，渐增至左右各49壮。

神堂：平心俞，因此与火，尤其君火特别相关。顾名思义，此穴使病人得以漫步于神之殿堂。故于治疗后期，先予魄户，使神之门户得以开启后，再用该穴。

临床上往往较难判断的是：病人需要魄户抑或神堂以扶其神？二穴与金、火之关系有助于决定何者更适宜。

第三组 治疗中后期可用于任何一行的穴位

该组穴位包括所有任督二经、膀胱经外线及肾经胸部腧穴，再加一穴即心经之极泉。

极泉：同样，名提示其用，使心与万物之源泉、与身外之世界——就其极致，与天相通也。该穴适用于那些内心深感与世隔绝、似乎无法与人类同胞进行沟通之病人。极泉不限于君火使用，其他各行皆可用之。

不妨想想极泉之位置，处于心经腋窝之中，乃心经由里出表之起点。颇有趣者，当我们针此穴时，要求病人展臂以暴露腋窝，几乎是让病人举臂向天。正因极泉之沟通作用，天之气得降于人。针此穴保证我们与天相通，天之气可及也。

第四组 治疗中后期除主管穴外各行分别
可使用的穴位

下面我将介绍自己常用且颇有把握之腧穴。当我选择其中任何一穴，感觉自己好像某个神灵工艺师，挑拣几件可靠而深爱之工具。不应将此名单视为处方照抄，其目的在于帮助新手越过选穴之困惑，他们确实很为此担忧。

随着经验累积，每位针灸师都会建立起自己的一套常用穴位。在以上所列四组穴位之外，我用到的其他穴位不足 60 个，一个令人惊异的小数目。其他针灸师的选择或许与我完全不同，不过重要的是治疗者当对自己的选择怀有信心，因为这份信心将融入治疗之中，使其更有效力。

华思礼教授对各腧穴曾有许多评论，这里我将径直引用其中部分内容。至今我仍然惊叹他对这些穴位精深之解悟，曾有幸聆听其对 365 穴逐一介绍，他视穴如挚友，与之沟通之深，令我钦佩不已。

以下介绍之腧穴中，有些也可作为主管穴或疏通阻滞使用，因它们还可用于扶神，故此处也将之一并列入。每一穴之名称暗示其作用，因此所有腧穴，包括主管穴，既可因其功能，也可因其神性而选用。例如劳宫，相火之火穴，可作为流注穴或时令穴，还可为（相火）病人操劳疲惫之心提供一温暖港湾，在任何季节或任何时刻皆可用之。它总能给人带来蕴藏在火官内火穴之温暖，当然，在夏季用之，效力更强。

值得一记者，阳官（腑）较之与其对应之阴官（脏）往往有更多穴位可选用，从下面所列之穴位名单中可见一斑。对十二官（脏腑）不同功能之理解影响我对穴位的选择，在我看来，五脏分别储藏着五行之某种能量，且主管对此能量之释放；而（六）腑，犹如其信使，将五脏之指令发布至全身，因而在五行蜂巢中，可视五脏如蜂后居中，六腑如工蜂，不断发送蜂后指令。因此，在具体某一行之备选穴中，你可权衡对病人哪方面之扶持更重要：偏于脏还是偏于腑？当然，做此选择也较困难，不过，但凡涉及选穴，皆非易事。

还有一点很重要：放下总想选一"正确"穴位的思想包袱，其实无所谓对错。例如，谁能真正肯定病人今天需要"不容"（胃经之穴），而非"天枢"（胃经之穴）？何以决定谁更重要：先针"不容"舒缓其不安，还是先针"天枢"以稳固其中心？因为天枢也可从另一途径减轻患者之不安。我以为二者不分伯仲，而如何选择在于看哪一穴位更贴近病人所需。换一位针灸师，所选穴位可能完全不同，或许用到丰隆（胃经穴），同样有理，因为它所散发的温暖能帮助任何失衡之土。

最后，一点告诫：选穴如果太依赖穴位名称，我想治疗水平也难如人意。因为这容易使你从各条经脉去挑自己喜欢的穴位，只顾名字而忘记：成功的五行针灸治疗在于对五行的正确判断，而非穴位的选择。

二、最喜用的穴位名单

包含所有天窗穴（见第六章）。

木行
肝经
期门与**章门**：有趣者肝（经）一前一后有两扇门，似乎肝需要两个门户，使木（气）得以发陈。我曾听华思礼教授谈及肝木之气上至期门，犹如一棵树舒展枝丫，伸向天空，与位于其上之肺经第一穴中府相接。每当疏通肝／肺阻滞时，我总是想象正在帮助一棵树伸展枝丫，使其与天气相接而不致枯萎。

此二穴可同时使用，先针章门后期门以取得最佳效果。不过我更愿专注于开启希望之门——期门。而章门，能帮助病人翻开人生新篇章；期门，赋予希望，否则将军之官何以为将来筹划？

胆经

风池：一位木行病人的反馈令我难忘，她很喜欢我针此穴，总会感到颈部肌肉豁然放松，头项为之转侧自如。颈部所有穴位都非常重要，因为脏腑经气在循行躯干之后，在此处聚拢而上行入头。故在身体最重要部位的颈项，集中了大量天窗穴。

日月：老师曾说，为使木更平衡，勿一开始即用此穴，而应待到中后期。将日月之光一并带给病人，如同造就新的平衡。

京门：木行之另一扇门，其位近章门。

火行
◎君火
心经
极泉：见上述之第三组穴。

通里：心（经）之络，络小肠。我视其能使心气深入以补小肠，同时引小肠之气以助心（君）。

除主管穴外，心经我仅用到极泉、通里。据我们所知，日本针灸从不针心经之穴，因为他们视心为神圣之官，由于日本针灸皆源于中国，因此这也构成中医悠久历史之一部分，即对心君怀有特殊敬重。

小肠经
肩贞、臑俞、天宗、秉风、曲垣、肩外俞、肩中俞

小肠经共有 19 腧穴，除主管穴外，以上七穴位皆分布于背部，绕行穿过肩胛，可谓小肠经穴最重要的一组穴。督脉和君火之脉（小肠）及膀胱经外线皆循脊而行，犹如支撑着几乎固定的身体纵轴，而小肠（经）主管肩胛两翼，肩背及头的活动有赖于此。肩胛是背部唯一能独立于脊柱之外自主活动的部分。可视肩贞为极泉之表穴，它位于腋窝之后（阳面），与前侧之阴面相对。可以很好帮助小肠之气向上穿行肩胛。背部其他穴位，如肩外俞、肩中俞，紧靠肩胛，可在治疗中分别使用，能增加肩贞穴作用，纵向上给予督脉更多支持。

◎相火
心包经
郄门：此穴常与三焦经之会宗合用。我喜欢这样想：郄门乃通向心之门户，心包之作用正是护心。在此基础上，加上会宗——祖先给后世子孙所有的庇护。因此，我每每先针郄门，继针会宗，别于通常情况下先阳后阴之序。

劳宫：此处不作为流注或时令穴使用，而是为一

颗劳顿之心带来慰藉与力量。

三焦经

天井：记得华思礼教授曾说该穴"用得太不够"，我因此常常用它！作为三焦经之土穴，它自然具备土所赋予之根基感。凡与天相关之穴，总会赋予心灵某种来自上天的东西。我每针此穴，手中之针好似一个桶，深深浸入这神灵之井，类似我针郄门的感觉。

瘛脉：三焦的功能之一乃协调平衡，使十二官各得所需，因而它支持各个脏腑。基于对穴名的理解，我用之以助三焦完成这一任务。

丝竹空：我们常取角孙，丝竹空之前的一个穴位，来疏通（三焦／胆）阻滞，因其为三焦经（经气）出口，因而常常忘记还有这个丝竹空，似乎它已不属于三焦经。但其实后者应是三焦经之出口，因其紧邻胆经穴瞳子髎。由于"穴"与"位"密切相关，此乃又一不寻常之处，使针灸别具魅力。三焦经之末的丝竹空，顾名思义，丝竹之空，因其空，可将温暖与和谐深深传入，补益身心。

土行

脾经

公孙：老师总是鼓励我们公孙与丰隆（见下述）同用。公孙如此重要，因为它关乎王室之传人。

大横：每与天枢合用，二穴皆平神阙，如同其他位于脐水平线之穴，诸如肓俞等，皆具有一种中心枢纽作用，故此二穴能给土以稳妥居中之感。

周荣：我喜欢此穴，不仅因其名，还因其位置。每当针之，则感自己正把病人团团包裹在温暖之中。

大包：该穴常用于疏通脾心阻滞，但也可作为土之神穴使用，与周荣相同，二穴皆让土感觉正得到一温暖拥抱。

胃经

地仓：储藏粮食之仓库，其所处位置很好提示其运用。土行病人常常在治疗当中不停说话（难以停止消化过程），当我针此穴时，他们往往戛然而止，似乎其胃终于能吞下自己的思绪。

头维：顾名思义，对辗转思虑之土，此穴很有用。但定位有些难，我取此穴之法：沿外眼角直向上，入发际微微凹陷中。

缺盆：盆一旦破缺，所盛之物皆漏。同样，无论摄取多少，土常常感觉自己总在消耗。此穴有助于封好破缺，保证所摄入食粮不致漏掉，不仅供养自己身心，还能营养他人。

不容：土很容易感觉不安、不满，此时便可考虑该穴。不容平巨阙（心之募），我总想，正因如此，它颇有巨阙之效力。

滑肉门：见上述之第一组穴。

天枢：见上述。

上巨虚、下巨虚：尽管此二穴可单独使用，但最好将其视为对穴。土易有空空如也、饥饿之感，可分别或同时用此二穴，以解身心之饥。我们得判断这种空虚感来自身体哪部分：若来自与心神更密切的身体上部，则选上巨虚；若来自下部，多与生理之虚有关，则用下巨虚。如果病人感觉全面虚弱，则可双穴同用。

丰隆：穴位之名已尽显其义。有哪一个土不喜欢盛大的丰收呢？见前之公孙。

金行

肺经

中府：肺经第一穴，乃肝经之气经期门向上舒展直达之处，中府者，中央之府，帝王之府。记得为我的一位金行病人，华思礼教授曾建议我应先取中府，下次取云门，再下次天府——肺之天窗。从此我方领悟，各经之穴自起点沿经或上或下，持续相连，而这番相续能构成治疗一部分。

云门：肺经上行之第二穴，拨开云雾之门，使青天得见。老师曾教导：如果阳光太过耀眼，可用之启云以遮光。听闻一个穴位有如此双重作用，实在引人入胜。无论中府或云门，进针时都勿令病人吸气，因二穴下方为肺，进针一定勿过深。

经渠：见前述。

鱼际：华思礼教授称鱼际为"全身最具灵性之穴位"。我用它不仅想将此灵性带给金，同时也检验自己的诊断是否正确。我每次都告诉病人华师这句话，同时仔细观察其反应。所有的金，无一例外，立刻明白我意，脸上神情告诉我：他们因能得到此穴之赋予而倍感荣幸。其他行反应很不同，有的全然不懂，有的很迷惑，有的毫不在乎。所以，如果你怀疑病人是否是金，不妨像我那样，用这个穴位来试探诊断——我们得抓住所有的"救命稻草"。

极少情形下我才告诉病人所取穴位，这算其中之一。通常我不会跟病人聊穴位，毕竟，人家是来治病，不是来学针灸的。

大肠经

温溜：我总想这个穴位能给常常冷冰冰的金带来温暖。

我意识到在这里介绍的大肠经穴甚少，看来我更注重对肺的扶持，基于这样一个原理：肺主灵感之吸取与激发，故对身心而言，对此功能的扶助非常重要。

水行
肾经

涌泉：我认为该穴被用得太少，很可能因其位置，足心之中，跟劳宫一样，针之甚痛，针灸师可能因此要么避免用之，要么根本没想到。可能还有一个原因：针此穴最好让病人俯卧，足心向上。我发现大家似乎不大用那些需要让病人翻身才能取到的穴位——应该警惕治疗者的偷懒之心。此穴名字确实妙，病人曾告诉我："好像一股泉水冲上我的腿。"

如同极泉，经脉之第一穴往往有其特殊地位，我视涌泉使水（行）与脚下大地相通，以助吸收地气（土）。

然谷：华思礼教授曾说，使用涌泉之后，下次取然谷甚好，使上行之水得温。我每每昆仑、然谷（膀胱经之火穴）同取，如此以温水（之二官）。

肓俞：老师曾教导，该穴类似膏肓俞。对此我的理解是这类穴位作用非常广泛，有多种用途。因肓俞位于脐旁，平神阙和天枢，处于身体中轴，我也视其为肾之平衡穴。

灵墟：见前。

神藏、俞府：较之于普通仓库，藏神之府（神藏）显然更深刻，其定位可以体现。神藏非常靠近心脏，而俞府更近锁骨。只有在你确信肾气已得到足够培补后，方可考虑此二穴，不妨自问仓库中是否有足够储藏来扶持其他脏腑。故此二穴皆不应早期使用。

膀胱经外线
魄户、膏肓俞、神堂：见前述。

意舍、胃仓：二穴分别平土之背俞穴（胃俞、脾俞），顾名思义，与土密切相关。欲以膀胱经外线穴深化对土的治疗，不妨考虑使用其中之一，看病人哪方面更需要帮助：理清思绪抑或消化食物？

魂门：曾听华思礼教授说魂门较灵墟"更深刻"，从此以后我总是很恭敬地对待它。如使用灵墟仍不能使神恢复，则需深入至"魂门"。

志室：如感到病人很需要一远大人生理想，我会用它，且告诉病人华思礼教授的话："每个人都必须有点抱负，哪怕你明天就改变想法也不要紧，但今天你得有一个！"病人一听，似乎都明白且非常喜欢。如前面提到的鱼际穴，这是我跟病人讲到穴位的极少情形之一。

任督二脉的穴位

与其他属于具体某条经脉的各组穴位不用，任督二脉的穴位可用于任何一行。难点在于总共 52 穴（任脉 24，督脉 28 穴）中，如何选择呢？其中一些穴位根本禁用，一些禁针，一些禁灸，因此需查看华思礼教授之"穴位参考指南"。

尽管督脉自长强而始，上行过头，但出于某种原因，我总是自上而下来想督脉之穴，一直不解何以有此奇怪想法，或许因我这样理解：天气以降，督脉受之；地气以升，任脉受之。

以下几点建议，帮助大家从繁杂穴位中做出选择：

◎需要区分脏腑之不同作用，（阳）腑从外护卫本官；（阴）脏护其内核。因此无论从字面上还是字面外，对督脉（之穴）的选择都是为强壮病人脊梁，坚固身心之外围结构，使任脉得以发挥其内在作用。那么你的病人此刻更需要哪方面支持呢？

◎还可运用对三焦的理解来帮助选择。记住不同脏腑在三焦的部位。如果想帮助君相二火或者金，考虑上焦区任督二脉之穴位更适宜；而对木和土，多考虑主运化之中焦；下焦与水、君火和金（大肠）关系更密切。

◎记住每一官之募穴及其定位。大部分募穴皆分布于任脉，因此可以提示我们选用与十二官相关之募穴，木金两行的募穴例外，但其定位又能辅助你如何选择相应的任督穴。

◎还可参考病人主导一行的背俞穴位置来选与之同水平线的任脉或督脉之穴，例如督脉之身柱平肺俞穴，或督脉之筋缩平肝俞。这在选择背部督脉穴是比较容易，也可如法炮制来选择任脉穴。

任脉

神阙、巨阙：见前之第二组穴。

天突：乃任脉之天窗。遇到颈部问题，诸如吞咽不利，或者甲状腺失衡时我喜用此穴，并且感到这些病人需要来自任脉的支持。天突定位：一指置于环状软骨之顶部，另一指置其下，下面手指之上三分之一处为该穴。

督脉

百会：百会与前顶皆位于身体制高点，我选择前者因其又是外七龙穴，故我想百会一定比前顶作用更深刻。任何一行人，但凡感觉头部怪异不适，或者曾经头部手术者，我皆取此穴。病人曾告诉我针此穴后，他们感觉惬意如沐浴，有一种气流从头而下。对情绪，我发现百会还有很好的安宁作用，思绪杂乱不安者，用之甚好。百会之定位：不妨在自身上练习，从头顶稍往后直到感觉一个软软的微凹，轻轻按之，立刻会有一种较强发麻感，如果一直按摩该穴，这种发麻感会令人不舒服。此穴定位较难，此法我用之甚验。

大椎：如果病人进展不明显，治疗似乎停滞，可以先针此穴，继针主导一行背俞穴。大椎能给五行所对应之二官大力一推，助背俞穴更好地发挥作用。

陶道：陶者窑也，烧制也。故而我想该穴能温暖督脉。

身柱：在我看来，该穴被过度使用。大家似乎都喜欢名称很实在的穴位，它又容易定位：平肺俞。但不应在治疗初期使用（恰恰经常发生），因为需要判断脏腑有无足够力量使身心正直。如果在主导一行上已花不少工夫，而感觉病人依然身心脆弱，此时方宜用身柱。

筋缩：平肝俞，而木主筋，主肌肉筋腱之弛张。因此对五行主导为木，筋腱紧张拘挛者，此穴甚妙。当然，其他行病人，若后背紧张，亦可用之——任督二脉可用于任何一行。

三、前四次治疗举例

第一次治疗
◎检查有无内障。
◎祛邪（AE）。
◎护持一行原穴。

注意：如时间允许，脐动脉纠正和赤羽氏测试都应在进行传统诊断时完成。如没能完成，则应在第一次治疗结束时进行；如果驱除内障和祛邪时间甚长，则脐动脉纠正和赤羽氏测试当在第二次治疗开始时进行。

第二次治疗
自此之后的每次治疗开始时，作为常规，都需检查有无夫妻不和脉或其他出入阻滞。
◎在第二组穴中选一穴——仅在必要时。
◎选择主导一行之母穴。

第三次治疗
认为必要时，可从第二组中选一穴；或者当你无法确定病人是金或土，可在第一组第二点中三穴选其一。

如可能，取时令或流注穴；最理想者，乃时令治疗同时亦是流注治疗，如不可能，则取原穴或母穴。

第四次治疗
◎背俞穴。
◎原穴或母穴或经气转化穴。

以上四次治疗我刻意求简。许多五行针灸师总想自动加入一个（或者更多）第二组内的穴位——我一直不鼓励新手这么做。我想再次强调：学会以最简单的工具来开始五行针灸治疗太重要！如果治疗之初已使用复杂组合，你将无法体会到单纯使用主管穴的效力，并且还很对不起病人。

一点建议：别养成很快改变诊断的习惯，对所选择的一行至少治疗四次，如果仍然感觉进展不大，可以改变诊断。但对新的一行，也请至少治疗四次。如果很快从一行变至另一行，你永远也无法确信这一行是否得到足够治疗而见效。

如感觉治疗进展较理想，可考虑加入一些第三组、第四组内的穴位。

后 记

以上主要涉及的是我们在临床实践中的一些外在因素，如确立一正确治疗所需之技术和水平，恰当进行针刺等。当然也可以仅湖光掠影地讲述五行针灸，因为除我书中内容，对于所有来找我们的病人，还要考虑每个人具体而复杂的需要。人性如此深奥，以至于我们需要鼓起很大的勇气去帮助他人。这是一个勇敢举动，因为我们试图改变另一人的生活轨迹，无论自己多委婉、心意多虔诚，在将来同病人的深入交流中，必须深怀谦逊之心。

有些人可能更喜欢临床的某些方面，即那些几乎纯粹重"形"的一面，不由令人想到西医的诸多实践。同样，如果医者为深入人之心灵世界而不安，那么五行针灸的实践也可仅停留于表面。但我觉得，这是对病人最大的伤害。如五行使我们懂得每个人身心所潜藏之巨大力量，却仍然不在实践中利用它们，就最深意义而言，可谓不义。因为五行为我们尽展人的精神世界：有着各种深深缺陷与渴望，还有不断成长、自我充实之无尽潜力。

当一个个病人邀请我们陪伴他们一起走进这世界，谁不会为此内心充满敬畏？

译者记

我相信，自己人生之经历种种，似乎皆为追求她——五行针灸；当与之一朝相识，顿然如获梦寐以求之爱，人生从此翻开新的篇章。

五年中医学院学习毕业之后，我才渐悟中医之真正价值。这要深谢我师——民间中医唐步祺先生。记得毕业那年，父亲领我去拜师唐老，唐老一生研习郑氏钦安之学，是他将我从此领入传统中医之门，使我对中医心生热爱之情，坚定我从事中医之志。往事历历，转瞬恩师驾鹤西去六载矣！1997年出国后以（中）医为业，深感所学粗浅，多年来一直用功努力，不敢稍懈。曾实践不同流派之针灸术多年，虽有所得，但临床每遇疑难，颇感请教无门，实为无奈。

2008年5月一天，阳光明媚，在所居小镇集市，偶遇一从前病人。我曾为其治疗数月，费尽心思而终未见效，于无奈中结束治疗。久未谋面，我自然问其病况，告曰大好，不胜惊异。细问原委，原来她接受了五行针灸治疗，身心受到触动，治疗当日回家不由痛哭一场，多年痼疾豁然而愈。五行针灸，虽然平生第一次听说，却一闻倾心！顿感：此神奇之术，至简至深，正是我经年苦苦寻觅之"至道"！内心之欣喜激动难抑，当下立志：倾余生之力习此术。从此遂与五行针灸结下不解之缘，自己的中医生涯由此进入一新天地、新境界。

　　五行针灸何以如此神奇？在过去两年多的学习、实践中，感其魅力与神奇正是中医经典不朽价值之体现：强调天人合一，形神合一。其术、其道至简至深。言其至简，诊断、治疗简。据五行针灸理论，认为"天地所生，四时之法成"之人皆为五行的独特组合体，而其中一行为主导，终身不变。主导一行平衡则五行平衡，在人则身心健康，反之则疾病丛生，正可谓"成也萧何，败也萧何"。故人之疾病，无论如何复杂，根源则一：主导一行失衡。所以诊断便是找出主导一行——不根据症状、病名等理性思辨，而靠病人之颜色、声音、气味、情志四大要素来判断。一个高明的五行针灸师，如我的老师、本书作者便有这等功夫：望而知之，闻而知之，感而知之，知其五行所主。恰如《黄帝内经·八正神明论》所言："耳不闻，目明心开而志先，慧然独悟，口弗能言，俱视独见，时若昏，昭然若明……故曰神。"一旦我们的直觉感知力经训练重新恢复，诊断何其简单。提高五行针灸的诊断水平即培养直觉力的过程。一旦诊断确立，治疗更单纯，不受病状左右，但治主导一行。只要诊断正确，临床效果往往令人称奇。我父双眼极度近视，年高更觉眼前如云雾阻挡（已施白内障术）。我暑假返蓉能为其针治两三次，针后双眼清亮，竟能维持半年之久。最近治一腰痛近30年患者，检查称"腰椎间盘劳损退变"。因疼痛剧烈而接受"脊柱神经麻痹"治疗，近半年来每日需服强镇痛剂。予五行针灸治疗两次，腰痛若失，停服止痛剂。因判病人属金，第二次施治时值秋末，故取商阳、经渠二穴收尾。病人见我针灸其食指之端，遂问："此处治我腰痛？"笑曰："正是。"

五行针灸之魅力远非仅治形，而是形神并重，尤其重神，故又言其至深。一部《黄帝内经》，"神"贯穿《素问》《灵枢》之始终。《素问》开篇之"上古天真论"第一句已言及"神灵"，更以"得神者昌，失神者亡"结束全书。仅闻"灵枢"之名，应能揣度所论重心。我不仅看到五行针灸带给病人之身心变化，自己也因经历治疗，切身体会她所引发之内心成长。因其借自然造化之力，作用于人之"心神"（精神、心理），故治"形"病，屡有奇效。难怪广西中医药大学一位教授闻此针法后，感言："五行针法作力于神机，巧夺天工，定位在守神层面，是达上工的直通车。"真乃一语中的。

值得一提者：五行针法看似独重五行，然而治疗一刻不离阴阳，且自始至终体现"阳主阴从"这一精神。细心读者阅此书后当有此体会。

理解五行即领悟天人怎样合一，了解人之性情。我一好友，虽不事医，当明白自己母亲五行属土时，能更耐心地听母亲唠叨；发现自己下属属金时，知道应给予特别的尊重……所以，了解五行不仅本身趣味无尽，更能增加人与人的理解宽容，人人皆可受惠。本书第二章专门描述五行，形象生动，文字优美，充满诗情画意，富含哲理，给人以全新视野，让人更深刻理解五行，绝非仅针对专业人士而言。

我习此术时间虽短暂，但深感其高妙，内心赞叹不已，然遗憾之情亦油然而生：如此自成体系、独立完整，完全建立在中医经典之上的古老针灸术（华思礼教授生前一再强调其一直经口传心授，世代相传，在中国已有上千年历史）因其自身的独特性和种种历史原因，今日在其发源地竟鲜为人知。怀着对她的热爱，受一份使命感和责任感驱使，今年年初给刘力红教授长信一封汇报学习、践行五行针灸之心得。刘教授阅信后，感此法之妙，竟不计我水平粗浅，邀我今夏赴广西中医药大学经典中医临床研究所为大家介绍五行针灸。一周讲座期间，感受到经研所古风犹存，各位老师、同学的真挚、热忱与周到，至今温暖我心。再次致以深深谢意。

通过我在荷兰的五行针灸入门之师范可顿医生（曾为诺娜老师的学生）得以认识本书作者。至今记得同诺娜女士第一次相见，她急步上前，紧握我双手。当得知我将赴南宁时，无比欣慰道："我师华思礼教授曾对我预言'将来总有一天，五行针灸将重返中国'。看来老师的话终于应验了。"她对五行针灸的挚爱和激情深深打动了我，看到她古稀之年，仍孜孜不倦传扬五行针法，身为炎黄后代，备受感动。随其临证，使我领略五行针灸之高妙境界；与其相处，更感其睿智谦逊，才思敏捷，是一位可亲的长者。能领受其言传身教，何其幸哉！书中所写完全来自多年实践真知，绝无半句虚浮之语。她尤其强调医患之间的良好关系，医者应有对病人的真爱慈悲心，虽然所占篇幅不多，实为重要心法。她自己亦的确亲身奉行。本书简短全面，极切实用，乃五行针灸入门及深入必读之书。

直到数月前自己从未想过会译此书，虽知其重要，但作者之"剑桥英语"，文辞优美，极富诗意，翻译难度颇大。我自恐水平不及令原著失色。多亏父亲鼓励，给我以勇气和信心，继而一鼓作气，3个月内竟完成此书翻译。在此我由衷感激多方因缘：本书翻译过程中，两赴伦敦向诺娜女士请教疑难之处，得其热情解答，感谢她的指点教诲；译稿完成，感谢第一读者 79 岁老父，细读全文，修改润色；感谢刘力红博士欣然为之作序，由于他的支持鼓励，本书方得顺利出版；感谢我先生和家人的默默奉献。

初次译书，虽力求"信、达、雅"，而水平有限，不当之处恳请读者指点。

衷心希望借此书将五行针灸这颗曾经失落的瑰宝献给广大炎黄子孙，让她真正重返故乡，造福斯民。

翘首窗外，银装素裹，译稿在手，神驰故国，感慨万端，是为记。

2010 年 12 月 8 日梅于荷

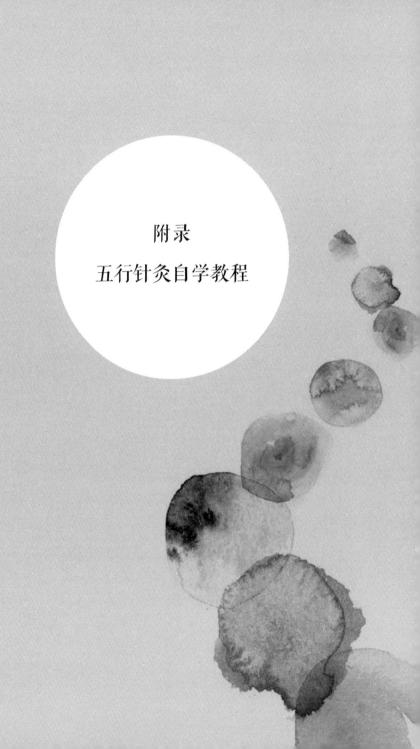

附录

五行针灸自学教程

怎样使用本教程

此教程须与我所著的《五行针灸指南》结合使用。

尽管这套教程适用于学员单独学习，但对小组一起学习同样有益，当然只有在能组成小组的情况下才行。据我所知，很多人由于地域限制，很难甚至不可能找到（五行针灸）同伴，正是这些只能独自学习的人们，激励我编写本教程。

基本上每一课皆分两部分：前半部分为阅读《五行针灸指南》中相关章节及学习方法介绍；后半部分为训练某些技能之操作练习。只有专业针灸师才能完成我布置的某些操作，比如针刺或定位方面的训练。但是其他一些操作，非专业者有兴趣也可尝试。

我的博客

阅读我的博客中与课程内容相关的文章能帮助你学习，博客文章作为教材之补充，能助你加深理解。对那些刚开始实施治疗的学员，可阅读我的"五行针灸治疗博客"，其为许多具体病案纪录，能帮助你明白治疗中为何选择某一穴位。

www.norafranglen.blogspot.com

www.five-element-treatment.blogspot.co.uk

第一课 五行简介 罗马数字 诊脉 参考卡片

A. 阅读部分

首先从头至尾慢慢通读一遍《五行针灸指南》（以下皆称《指南》），使自己对即将学习之课程内容有一全面了解。第一遍阅读时，不必试着去掌握什么，而是先了解一下《指南》涵盖的不同主题，因为我们会在以后课程中，再详细讲解每一主题的具体内容。

再读"序言"及第一章里之"五行"和"护持一行"，包括五行针灸之概述及其学习方法两部分。

重读《指南》"后记"，这是我在本书中的最重要声明：身为五行针灸师，我们所做的一切应该是深入病人内心，而不只是其身体。

B. 操作部分

读《指南》第二章，关于罗马数字，学习并记住十二官的罗马数字编号。

读《指南》第四章，"脉诊"。

练习用五行针灸法诊脉。最佳方法是让病人躺在治疗床上，不过如果条件有限，也可坐位诊脉。切记：要点在于医者用双手诊脉，且将病人之手贴在自己身体上与之保持密切接触。

从每天五人开始练习，然后逐渐增加。先不要担心或试图搞懂手指下的感觉，也不用记录脉象，只是让手指习惯这种诊脉方法。通过如此触诊，让五行把自己的信息显示给你。当你更熟练并习惯此诊脉法后，再开始记录脉象。

切记：为病人切脉时，你是在一个很深的层面接近他，所以你的接触要轻柔。如果太用力，病人会有反馈给你。

参考卡片：买一个（64开大小）塑料相册，把卡片做好放进去，以便在诊室里方便使用。先制作一张十二经之罗马数字代号卡，以及脉象（脏腑）定位卡。因为治疗当中，如果我们需要翻书查看《指南》，显得不专业。但是快速参考一下相册中的卡片则很容易。可根据本教程的不同主题和内容，建立不同卡片以备使用。

第二课　木　血压　三焦

A. 阅读部分

《指南》第二章，"五行前言"。

《指南》第二章，"木"。

学习木行特点，包括：

◎木所主二官：胆（阳）、肝（阴）。

◎木所主颜色、声音、气味和情志。

◎木所主季节和一日之流注时辰。

想象一下自然界中的木。如果正好幸运地处在木的季节——春天，你只需到户外走走，感受四周的一切景象。如果想在其他季节体会木，不妨想象一下春天里你漫步于大自然的感觉，且问问自己：周围的一切有什么变化，这一切带给我什么感受？由于植物在春季里慢慢成长，你有足够时间去感受它的生机和变化过程：从最初的小小芽苞破土而出，直到幼芽绽开成片片绿叶。

试着把你在大自然中所观察到的与人的行为联系起来。最容易的一个方法是通过互联网或电视研究一些名人视频。尤其那些经过剪辑的短小视频最为理想，因为其中往往节选了一些很有特征或有极端表现的时刻。下面我列出了一些木行代表人物名单供大家参考：

撒切尔夫人、小布什（美国前总统）、韦恩·鲁尼（英国足球明星）、伊丽莎白女王、安妮公主、李敖、刘晓庆、周立波。

每个视频短片都要多看几次，并尝试把你在春天观察到的自然界的感觉与之联系。仔细观察体会上面提到的这些人看来多么有生气，声音有力，动作迅速。努力去体会这些人有何共同之处，使我们认为他们可能禀了许多木气。

接下来，慢慢用你目前所体会到的木的特点去观察周围的人，如家人、朋友或同事等。你可能会惊讶地发现：你很快能够看到一个人的言行举止和你之前看过的视频中的某位名人很相似。如果真是这样，继续仔细观察他生活中的一点一滴，然后再回头去对照那个视频中的名人，如此可帮助你发现他们的共同之处。

观察他人的同时，别忘记自己身上木的特点。比如，当生气时，你感觉怎样？想一想某个令你愤怒的人或事，试着在自己身上体会这种愤怒，你会发现肌肉开始紧缩，身体变硬。可能还会发现自己正嘴唇紧闭，手攥成拳头，似乎已准备出击。很可能还感到自己的每个细胞都被激活了，一触即发。不妨想象一下，作为一位木行人（或许你自己正是其中之一），随时随地都在这种状态中，会是怎样一种情况。如果你能在自己身上开始体会这种力量，那么你对木便有了进一步理解。

按照上述要求去学习体会，直到你对木行的一些特点有一定了解后，才开始去学习火。在此阶段，最好别同时学习不同的五行，因为输入的信息太多会令你吃不消。学习过程完全不能急于求成。其实，在每一行上所花的时间越长，越能更好吸收了解它的部分特征，能更容易发现这一行在自己和周围人身上的表现。当感觉自己比较有把握，且只有在这种情况下，你可能愿意步入下一行：火——木之子。

B. 操作部分

血压：阅读《指南》第四章，给病人测量血压并记录，看血压是否在正常范围内，以决定在治疗中是否施灸。

三焦：阅读《指南》第四章，在一些病人中练习感觉三焦的皮肤温度，并按照书中所述方式记录。

第三课　火　募穴　脐动脉　脉象记录

A. 阅读部分

《指南》第二章，"火"。

学习火行特征，包括：

◎火所主二官及其功能：君火（内火）——小肠（阳）与心（阴）。

◎相火（外火）——三焦（阳）与心包（阴）。

◎火所主颜色、声音、气味和情志。

◎火所主季节和一日之流注时辰。

想象夏天的情形，即便你现在正处于其他季节，记住你在炎夏中的感受，把这种感受跟一个火行人的内心联系起来。当你靠近并与之接触，他的火可能很舒适地温暖你，或者太热会灼伤你。在治疗火（行人）时，你得确保他们内心那份自然的温暖能保持平衡，非太热太冷，且与他们想表达的任何情绪相协调。

在这个阶段不用去担心君火与相火的区别及怎样区分这两种火，即使对有经验的针灸师，区分二者也相当困难。此时只需了解有两种火，在以后的学习中慢慢在火行人身上去体会这两种火的不同。

当你已经尝试把自己在夏天的感受与火行相联系，以体会火的涵义后，可以去找一些名人视频来看。下面这份名单列出的人具有非常显著的火之特点：

相火：汤姆·克鲁斯、罗纳迪诺（Ronaldhino, 足球明星）、郎朗、乔治·克鲁尼、莫言、韩寒、成龙、刘翔。

君火：托尼·布莱尔（英国前首相）、姜文。

如果你从未听过上面有些人的名字，也没关系。通过观看他们的视频，仍能从中受益。再注意周围的朋友亲人，想想他们当中是否有人老让你笑起来，或者总想让你高兴。你们中可能有些人会觉得这些人常把气氛搞得有点过热，使你想退避，金可能比其他行更易有此感受。其他行可能觉得（这种温暖的气氛）很舒服而愿意靠近，就像靠近真的火一样——这可能是土行或水行人的反应，土可能比水更喜欢，因为如果周围太温暖，水可能会开始紧张不安。木可能很喜欢这份温暖，不过不会像其他行那么在意。

现已开始进一步学习木与火两行，接下来这步练习非常重要：比较这两行的不同。再观看上面提到的相关视频，不同五行的人换着看，把你认为的不同之处记下来。在周围人中，如果觉得是这两行的，也用同样方法去观察他们的不同。再比较一下自己的两种感受：高兴而内心温暖时的感觉；或者生气愤怒，认为生活没有给你应该得到的东西时的感受。

尽量去捕捉这两种感觉到底如何不同：即一个木行人不大会设法让你笑，而火不大会推挤你。如果一开始看不出任何不同也不必担心，一定不要拼命去看你看不出的东西，让观察对象自然流露。

如果幸运的话，也许你能把某个名人给你的印象搬到你所认识的某个人或自己身上。也许某个朋友或家人正是那位总想让一屋子人笑起来的人，或另一位总喜欢发出指示你该做什么。不过，请记住，一切不要太费力，让那些印象慢慢潜入。如果我们太用脑子来分辨看到或感觉到的东西，往往就抑制了对人情绪的体会。

现在，五行学习越来越开阔并赋予你新的认识，当学了另外三行，随着知识增加，你将对各行的区别有新的理解。只有当你感觉对前面一行的一些特征真正有所领会时，才开始学习新一行，不要急于求成。

B. 操作部分

募穴：阅读《指南》第四章，记住每一官的募穴，并练习对这些募穴的按诊。做一张募穴小卡片放进前面提到的相册里。

脐动脉（中央动脉）：阅读《指南》第四章。检查自己的脐动脉，感觉搏动是否位于脐中，可能你得躺下操作。检查其他人的脐动脉，如果不在脐中搏动，试着通过按摩使其回位。

继续增加每天诊脉的人数。按《指南》第四章所写，开始记录各部脉力的相对强弱。互为表里二官的脉象，即便你手下感觉好似有差异，大多数情形下其强弱大致相当。同一部脉出现所谓"分裂脉"的情况极少，比如胆脉－1，肝－2。

六对脉都诊查以后才记录脉象。最强的应记为＋，最弱的记为－，强弱居中的为√。事先制作一张脉象记录纸，以便填写。

第四课　土　赤羽氏测试　身体接触

A. 阅读部分

《指南》第二章，"土"。

学习土的特点，包括：

◎土所主二官：胃（阳）、脾（阴）。

◎土所主颜色、声音、气味和情志。

◎土所主季节和一日内之流注时辰。

现在我们到土这一行，它是五行循环的中心。不妨想象一下自己在温暖的厨房里，坐在一个摆满食物的大桌前，灶火烧着（可想成木跟火在帮助土），母亲穿梭在厨房炉灶与饭桌间，为全家人做饭烧菜。饭菜、母亲、满屋的温馨舒适，以及充满营养的感觉，这幅景象可能会帮助你理解土既有需求也愿意付出。然后不妨再想象一下：如果桌上空空，炉火奄奄一息，母亲在忙于其他事情或根本不在，此时你会有怎样的感觉？这正是土的两种对立表现，值得你特别注意。

请看下面这些名人视频：

章子怡、姚晨、戴安娜王妃、比尔·克林顿、奥佩娜·温弗利（Oprah Winfrey）、Dawn French、戴卫·卡梅隆（英国前首相）、Nigella Lawson、玛丽莲·梦露、Dolly Parton。

现在让我们来想象一下那些处于中心的事物，比如被辐条围绕旋转的轴心，再想想何时为一年的中心——收获季节，此时人们收获粮食并储藏于仓库以备来年之需。人把食物吃进肚的过程正像大自然在收获，同样，我们可以说土将万物拉向自己。

为帮助我们学习理解不同的五行，不妨设想自己进入每一行，在自己身上体会他人的内心感受，比如木对秩序的需要，火对爱的渴望。每一行都有独特的情绪，给生命染上特殊色彩。那么，土的内心怎样呢？想象一下：当你需要把别人拉向自己，需要有人围绕在你身边，需要从他们那里得到营养和舒适，使自己在大家中间，会是什么感受？然后，在这些感受中再加入土相反的一面：它的给予和对他人的供养。需要明白的是：人得先拥有才能付出。

然后带着这些亲身体会再去看上面提到的那些视频。每一行都会把自己的情志写在脸上：火眼中的笑意想让我们笑起来；木的眼神带有挑战意味；土呢，主要不是通过眼而是嘴唇来表达需求。嘴乃进食之处。你会注意到土行人的嘴常常微微张开，像待哺的小鸟（我称其为梦露表情）。土行人吸引我们目光的往往是嘴，土的不满也通过嘴表达，正像一个孩子没得到想要的东西时会沮丧地瘪着嘴。

现在试试看你能否在熟人中或自己身上发现土的这份需求感，你认识的某个人是否总在向你索取？想成为关注的中心，或喜欢被观众围着？当你自己成为一群人的中心时，感觉最舒服吗？最后，请观察自己饥饿时、不开心时、需要被照顾时的感受，这些需求让你变得很自私吗？接下来想想土的另一面：周围人因你的付出和滋养而快乐时，你内心有多满足。

写到这里，不禁让我想起在中国吃到的所有美味佳肴，怀念用筷子的时光！当然也记得被大家围绕的温暖，你们的照顾就像母亲一样，滋润了我的土。

不妨享受一下被土滋养的感觉，然后进入下一步金的学习，金的需要全然不同。土让你不由自主靠近它；而金使你不由后退，保持距离，留出空间，让它独自思考或行动。

B. 操作部分

赤羽氏测试：阅读《指南》第四章。先在自己身上练习操作线香，以掌握线香头到指甲间的恰当距离来温暖井穴。按书中所写记录检测结果。对自己的操作满意时，再开始在病人或志愿者身上检测。最好让被测者仰卧，这样较易保持线香头与手指的正确距离。可让病人的手置于腹部，这样可迅速交替检测双手，而自己不必围着治疗床转来转去。测脚趾时，可站在床尾，方便左右交替检测。每周至少做三次练习来提高技术。

身体接触：在进行以上操作时，我们渐渐开始学会一种能力，以一种令人舒服的方式与病人进行身体接触，并且学会判断病人对此的反应，从中能获得许多诊断信息，我们将在第五课更详细地讨论。

第五课　金　查体　触摸的重要性

A. 阅读部分

《指南》第二章，"金"。

学习金的特点，包括：

◎金所主二官：大肠和肺。

◎金所主颜色、气味、声音和情志。

◎金所主季节和一日之流注时辰。

我们接触金的方式与接触土全然不同，此时需要退后一步来观察。如果较善于观察，你会发现自己显然正被对方（金）观察、审视。随着金，我们步入了一个更精细的境地。此时正处于秋，一个珍贵的季节，因为没有了火（夏）的热烈繁华及土（长夏）的丰硕，绚丽秋色很快被光秃秃的枝丫和树干取代，宣告一年的终结。

正像其所主季节，金看到的是人生清晰的轮廓，正因金特别需要看到事物之本质，使其成为彻底严肃的一行。它总是退后一步观察着生命的真谛，如果能得到这个独自思考观察的空间，金会感到最自在。这份对距离的需要会传递给他人，所以当我们与金（人）接触时，可能会发现自己不由自主地退后一点。

仔细观看下面的名人视频：

张艺谋、杨澜、王菲、巩俐、奥巴马总统、维多利亚·贝克汉姆、曼德拉总统、安东尼·霍普金斯（著名演员）、劳伦斯·奥立佛（演员）、Peter Mandelson。

你将看到上面所有这些人有一个共同特点：一种孑然脱俗的气质，很有品质的感觉。这种感觉难用言语形容，但很容易捕捉，他们往往衣冠整洁，动作利索，讲话精确明了。比如维多利亚·贝克汉姆，她的穿着正展现了这种气质。有趣的是，现在也表现在她设计的时装上：纯粹，极为简练的线条，最少的点缀却显得优雅至极。我认为，她的脸确实具有金的典型特质：

很有自我意识，很清楚自己的尊贵。金似乎常有这种神情："看我，不完美吗？"维多利亚正如此。

还有，请注意金的眼神，幽远而敏锐，常常投射出金内心深处的悲悯之情。

B. 操作部分

物理诊断项目

现在开始进行物理诊断练习，包括：

◎诊脉。

◎测血压。

◎查三焦。

◎查募穴。

◎查脐动脉。

◎赤羽氏测试。

理想情形是初诊时能完成以上所有检查，如果初诊没有足够时间，则需要在后续的二、三诊完成。

触诊的重要性

对病人的身体检查不仅仅能提供你需要了解的信息，还给你一个很好的机会：触摸病人，这恰恰是常被西医忽略或甚至不鼓励的地方。英国有句谚语：一张图片胜过千言万语。我想，在五行针灸中，我们如果以恰当方式触摸病人，可以胜过无数次治疗！这便是我们为何双手诊脉、双手进针的缘由。通过与病人如此近距离接触，我们已经在安抚其紧张与不安。

我还是学生时，得学会使病人感觉舒服的方式来触摸，并且对不同的人要有不同的触摸。对许多针灸师而言，都不是自然而然的事。我也花了好长时间才习惯去触摸病人。做到体贴入微需要长期训练。每个病人对我们的触摸都有不同反应，有的喜欢非常有力，有的喜欢轻柔。需要我们足够敏感才能体察病人喜欢什么样的触摸，而这需要相当长时间的练习。

如果你的手总是很冷，有一个很实用的办法：触摸病人之前先用热水泡热。或者，像华思礼教授告诉我们的：进诊室之前，把手插进自己腋下。他非常实际！重要的是，你的手应该有正常温度，不要（冷得）让病人受惊。

第六课　水　查体（续）

A. 阅读部分

《指南》第二章，"水"。

学习水行特征，包括：

◎水所主二官：膀胱、肾。

◎水所主颜色、气味、声音和情志。

◎水所主季节和一日所主时辰。

与金不同者，水最不喜欢空间感，因为当它向前流动时总是填满每个角落。我们还应该想到冬的景象，一切都蜷缩起来抵御寒冷。白雪覆盖之下，冬乃伏藏之季。水行人也总有不为人知的一面。

在每一个水行人身上，都有着一种只有水才能够释放的潜能。所以涨潮时，最轻柔的波纹也会把平静海面变成势不可挡的巨浪，涌向海岸。因而当你发现水行人常常成为其行业顶尖人物时，也就不足为奇了。如果你仔细去研究他们的人生经历会注意到，在别人还没意识到怎么回事时，他们可能已经使手腕让人靠边了。这是一种暗中的力量，与木不同，后者力量在明处。

这种力量的另一面是恐惧和不安。仔细观看下面这些水行人的视频，你也许会发现有些人的恐惧通过他们的眼神表现出来：要么是眼睛左右扫来扫去，要么是眼神定定的，好像在掩饰其内心的恐惧。水（行人）总是想把自己的恐惧隐藏起来，但可能会把这份不安投射到周围人身上，所以当你跟他们在一起时，可能会感到莫名的不安，可能难以确信他们想从你那儿得到什么，因此在他们面前你有些不知所措。

以下为水行人：

大卫·贝克汉姆、Judy Dench（著名英国女演员）、Rowan Atkinson、戈登·布朗（英国前首相）、乔治·奥斯本（George Osborne）、William Hague、Ed Milliband、Andy Murray（英网球选手）、陈鲁豫、姚明、李连杰、Cherie Blair（布莱尔夫人）。

至此，我们完成了环绕五行之旅。让我们回顾一下每一行的馈赠：

◎木：开创。

◎火：联系。

◎土：支持。

◎金：提取。

◎水：重聚。

最后，请阅读第二章，"五行特质"。

B. 操作部分

至此，你们已经完成了所有身体检查方面的内容。现在你应该越来越熟练地在志愿者或病人身上完成整套操作。看看完成所有项目需要多长时间，慢慢提高速度，争取半小时内完成身体检查，这一部分包含在我们称为"传统诊断"（TD）的最后一步。在第七课中我们将学习"传统诊断"的具体内容。

第七课 传统诊断（TD）失衡程度 疾病原因

A. 阅读部分

《指南》第三章，"传统诊断"。

《指南》第三章，"失衡的程度"。

《指南》第三章，"致病原因"。

这一课，涉及五行针灸最重要的内容：医患关系。如果没能处理好这一关系，病人感到不能完全信任我们，便不会把自己生活中的各种问题和真实感受相告，可能认为在我们面前把自己的真正感受隐藏起来更安全。随之而来的是，表达这些感受的五行似乎也会隐藏自己。当人们不想让别人看出自己的感受时，如本身想哭却学会用笑来掩饰，或者以表面的平静来隐藏内心的恐惧，这使得诊断病人的护持一行更加困难。

与病人的交流从第一次见面开始，然后逐渐建立起一个稳固基础，以保障我们能够继续工作。初诊时，我们要完成"传统诊断"这一步，《指南》第三章列有需要病人回答的各种问题。记住，不能像让人填表似地提问，应该选择一个彼此都感觉自然的顺序提问。理想状况是花一个半到两小时来完成传统诊断，其中包括查体（见第六课）。如果初诊没有这么多时间给病人，则下次复诊时继续问，直到觉得已很好了解到病人的生活，他的各种困扰及需要。

传统诊断要点：不要花很多时间和精力专注于病人所诉的各种身体症状。由于大多数病人认为针灸只能解决生理症状，我们得温和地引导他们谈论自己的各种内心纠结，因为我们深知，这些情志问题往往才是他们生理症状的原因。如果你发现自己的大部分时间都在关注病人的身体症状，完全没有理解其内心真正需要，那你没做好这一步传统诊断。

B. 操作部分

准备循序渐进地完成传统诊断，参考《指南》第三章的提问清单。首先，找一些志愿者来回答清单中的部分问题（问题1~3），花大约半小时来完成。志愿者和你应该靠近坐着，保持一个彼此都舒服的距离，使其能轻松跟你谈话，也能显示自己对他的谈话很感兴趣。可能开始时，当你问到个人私事时，会觉得有些尴尬。但慢慢地你会找到一种使不同的人都感觉舒服自在的方式来谈这些话题。不要对自己太挑剔，经过很多时日的训练才能学会放松和自在。

当你感觉做得比较自在了，可把进行传统诊断的时间拉长一些，并且把其他的问题也包括进去。最终，把身体检查部分也加上。越是训练这些技巧，越能懂得病人的需要，这将有助于诊断。

开始（做TD）时，千万别去想五行！而应该一门心思去琢磨怎么才能使这些志愿者很高兴跟你谈话！

第八课　四诊：颜色、感觉和情志信号
训练感觉　治疗原则　针灸穴位　主管穴

A. 阅读部分

1. 感觉训练：颜色

◎《指南》第三章，"感觉和情志信号"。

◎《指南》第三章，"训练感觉"。

五行的颜色通过全身皮肤表现出来，并不仅仅通过面部肤色。但由于其他部位有衣服遮盖，我们便倾向于只注意面部肤色。开始学习辨别不同肤色的最好方法是：让一小组人站在一起，然后每一个人轮流站出来对比观看小组中每位成员的肤色。看的时候只是快速扫过每个人，这个阶段不用试图去辨别看到的是哪种颜色，而是让颜色自己显现。可以变换小组成员所站位置，你很可能会注意到，一个人的肤色似乎因身边不同的人对比而起变化。

如果你很幸运地知道自己的护持一行（或者你肯定自己的判断），用你的手臂跟另一个人（的手臂或身体其他部位）对比，看肤色的不同。把不同五行的肤色（颜色）作对比时，这一行的颜色更易显现。

如果看不出颜色不必担心，能够轻松地辨认出五行的不同颜色需要数月甚至数年的训练，正像使自己足够敏感地辨别声音、气味和情志，同样需要长期训练。你会发现，通过发觉病人治疗后的变化，能使你的感觉更加敏锐。

2. 治疗原则

◎ 阅读《指南》第六章，"针灸腧穴"。

◎ 阅读《指南》第六章，"主管穴"。

现在我们来看看五行针灸治疗程序的实际方面。

很重要的一点：所有的五行治疗都是以不同方式扶持护持一行。为此，我们必须选择特定的穴位。因此这一课集中讨论一组最重要的穴位——主管穴，这些穴位用于治疗之初，且以之结束。

华思礼教授总是讲，仅使用主管穴的疗效同加入其他穴位的疗效完全相同，只是前者见效的"时间稍长一点"。对于刚开始五行针灸实践的新手，请牢记华师的教导，以简单开始，并保持简单，这样你绝错不了。使用主管穴，是针对护持一行最简单、直接的治疗方式。

在五行针灸实践中，最初也是最重要的教言：相信主管穴的力量。优秀的五行针灸师正是那些学会并真正理解这一基本理念的人。在一种崇尚复杂的氛围下，学会主要依靠主管穴来治疗，的确能很好提醒我们：简单的往往是最好的，并且还给予治疗者必要的信心。

B. 操作部分

组建一个小组，以上面提到的方法来观察颜色。即便每次是同样的人也没关系，因为随着你对颜色敏感度的提高，你会发现自己渐渐分辨出不同五行的颜色。尽量有规律地训练。

做一个卡片，列出十二官的以下穴位，参阅《指南》第六章。

◎原穴。

◎五输穴。

◎时令／流注穴。

◎络穴。

◎补穴（母穴）。

◎泻穴（子穴）。

如果你还未学过以上穴位，将其分组慢慢记住，这样使用时不必每次都要翻卡片。

第九课　声音　治疗原则（续）五行生克

经气转化　补与泻

A. 阅读部分

1. 感觉训练：声音

让几个朋友或同事围坐一起，然后每个人轮流朗读同一段文字，其他人都闭上眼睛听。你可能会吃惊地发现一个人的声音这样听起来较你以为的很不一样，你会慢慢听出各种声音明显的差异。刚开始时，不用试着判断哪种声音属于哪一行，而只注意声音是向上（升）还是下沉（降）？大声还是轻声？给你什么样的感觉？随着经验积累，你渐渐地会学到把一种类型的声音与某一行联系起来。需要再次说明的是，正如上一课中关于对颜色的辨认，对特定音调的辨认同样需要很长时间的训练。所以，一定别着急，对声音感觉迷糊时，也不必担心。一旦开始治疗，会渐渐明白哪种声音属于哪一行，且在治疗过程中，还会得到关于病人主导一行的其他信息。

2. 治疗法则

◎阅读《指南》第九章，"五行相生相克规律"。

◎阅读《指南》第九章，"经气的转化"。

补与泻

五行针灸治疗中最常用的是补法，即以特殊的针法刺激穴位以增强经气的运行，本课中的操作部分将有介绍。

某一行内如果经气相对有余，可把它转化到经气相对不足的另一行，针刺时同样要使用补法，此时，母行的经气被转化到子行，使用母穴（见第八课，主管穴）。经气转化也可通过五行相克关系实现，理论上讲，任何一行的经气都可通过相生关系转化到另一行。

泻法指使用另一种刺法，将此行有余的经气转移到另一行。五行针灸中用泻法的情况不多。当你开始学习这套教材时，最好把注意力集中在补法的操作上。因此，别学以泻法来进行经气转化，且在此阶段也别管复杂路径的经气转化。临床上，我们更倾向通过简单路径实现经气转化，即用相生的母穴，以及一些相克的穴位。

B. 操作部分

定期组织同事或同学一起练习听声音。

使用五行挂图，搞清楚每一行的母穴及子穴，在经气转化中都会用到它们。如感觉吃力，不妨跟其他人一起学习。当你已经熟悉相生之经气转化后，再尝试以相克关系来实现经气转化。

第十课　气味　邪气　背俞穴　治疗技术：针法

A. 阅读部分

1. 感觉训练：气味

为了训练出敏锐的嗅觉，需要近距离去闻人的体味。首先要征得同学或同事的许可，且不为此尴尬。最好的方法是站在他们身后，闻其颈项、肩与后发际之间的部位。如果因为天气热出汗更好，不过即便没有出汗，每个人也有自己特殊的体味。闻自己的体味也有帮助：把手伸进自己腋下，然后闻这只手。当你开始治疗时，会渐渐闻出不同体味。病重的人气味比健康人重很多，因为前者的五行承受很大压力，而病人身体日益恢复健康时，体味会变得不那么突出。

给自己足够的时间去体会训练嗅觉，跟其他感觉的训练一样，起初什么都闻不到时，不必担心。

2. 穴位组合

◎阅读《指南》第七章，"邪气"。

◎阅读《指南》第六章，"背俞穴"。

祛邪治疗应在病人的首诊进行。如果此后病人又面临很大压力或打击时，可以再做祛邪治疗。

3. 治疗技法

◎阅读《指南》第八章，"治疗技法"。

◎阅读《指南》第八章，"针法"（也请参看祛邪的刺法）。

B. 操作部分

在土豆、橙子或其他东西上练针，按《指南》第八章所述方法持针。先练习补法，然后练习祛邪针刺法。

制作一卡片，列出十二官之脏腑背俞穴（《指南》第六章），以及祛邪治疗时的背俞穴（第七章）。

第十一课　情志　选穴　季节和流注治疗
治疗技术：灸法

A. 阅读部分
1. 感觉训练：情志

重读《指南》第三章"感觉和情志信号"部分，

并再次提醒自己：需要长时间训练才能渐渐体会人所表现的情志与五行中哪一行相对应：是怒（或者一种冲劲）、是喜悦、是同情（或者思虑）、是悲还是恐？利用日常中与人打交道的每个机会，来体会对方给你的感觉，这将使你渐渐开始懂得人们表现的情绪，并且了解这种情绪在你心中引起的反应。再次强调，这是一个漫长过程，但如果抓住每个机会来锻炼自己，你会越来越迅速解读他人情志。

2. 穴位选择

◎阅读《指南》第十章。当学过第十四课，了解清除内障的程序后，再读"前四次治疗举例"。

◎阅读《指南》第九章，"时令与子午流注治疗"。

3. 治疗技术

阅读《指南》第八章，"灸法"。

如第八章所述练习搓艾炷，直到熟练。然后用线香点燃艾炷，先在盘子上练习，然后再在志愿者身上练（不要在穴位上练），这样你可了解热力传导速度，以便及时移开艾炷。志愿者一旦感觉热时，应立即告诉你，你得学会用拇指和小指非常迅速地移开艾炷。很快这两个手指会起轻微斑痕，这也是我们用拇指和小指的原因，因为其他指头用于诊脉，不能有疤。

B. 操作部分

子午流注：做张卡片，列出十二官之流注穴。

灸法练习：至少每天练一次灸法，搓艾炷，点燃，移开。

第十二课 治疗的不同阶段 五行的选择

A. 阅读部分

1. 治疗

阅读《指南》第五章，"治疗的不同阶段"。

第一次实施五行针灸治疗时，如果有一位合格的五行针灸师指导是件非常幸运的事，不过如果不可能，而第一次治疗时能与两三个同事一起，也会有帮助，但不能与同事分着治同一个病人！因为五行针灸最重要的一方面是同病人建立良好关系，只有在一对一的情况下才行。如果治疗室内有他人（同事）在场，他们不应打搅你的治疗，而只是给你鼓励。

第一次治疗需按如下步骤进行：

◎已经完成传统诊断（见第七课），这一步你得单独完成，使自己一开始即与病人建立良好关系。初诊时做了尽可能全面的传统诊断后，得选择一行为其护持一行开始治疗。

◎选择治疗需要的穴位（见第十三、十四课）。

◎治疗每一步都要查脉，这样你会开始熟悉病人的脉象。治疗开始和结束时都要记录脉象。

2. 护持一行的选择

尽量不要让其他人的看法影响你对这个病人的五行判断，记住你是做决定的人。作为一名五行针灸师，这点最困难，因为谁都不可能在同病人仅仅相处几个小时后，即肯定他们的五行。而成为五行针灸师最重要的素质在于：学会面对自己的不确定。开始治疗时，我们都有这种不踏实感。如能越快适应这种不踏实越好！因此，这个阶段最好不要依赖别人的看法来诊断。一旦治疗开始，治疗效果能帮助你决定自己的判断是否正确。不过听听他人对病人的印象总会有帮助，但不要让他们的话左右你自己对病人的感觉。

对同一行的治疗不超过 3 次时，切勿改治另一行，因为这能给你时间放松，且更仔细地观察病人。我们很容易从一行跳到另一行，尤其是对治疗尚无把握的新手。一定记住：正是由于专注于一行治疗，并观察病人反应，方能帮助你判断诊断是否正确。

B. 操作部分

尽量多找志愿者，训练自己做传统诊断，一般一次谈话 2 小时左右。学会做漂亮的传统诊断是一门需要渐渐掌握的技艺，因此经验越多越好，另外别忘了在传统诊断结束时还有身体检查，总之熟能生巧。

第十三课　内障　邪气的治疗　治愈规律

A. 阅读部分

《指南》第七章，内障。

《指南》第五章，"评估疗效"。

《指南》第五章，"病愈规律"。

内障的治疗

学习检查内障的步骤，并治疗之。

评估疗效

每次治疗结束时，观察病人有无任何变化，有时他们会显得高兴或平静些，或者脸色好些。不过在此阶段，如果看不出任何变化也别担心，你可能对某个变化不够敏感。需要记住：疗效可能需要过一段时间才能显现，而每个病人对治疗的反应不一样。

为下次治疗做准备（见第十四课）

每次治疗结束病人离开后，应记录任何变化，可能在治疗当中或结尾时已观察到，列出你认为下一次需要了解的问题，并写出下下次治疗可能用到的穴位。

B. 操作部分

一周练习几次注视他人双眼，使自己习惯于如此近距离地注视一个人的眼睛。病人必须躺下，站或坐姿都不行。一定告诉病人他们该注视你的哪只眼。只能注视病人的一只眼，即靠自己最近的那只。用手固定病人的上下眼睑，使其分开，这样你能真正去注视他们的瞳孔，看能否与眼神相对。如果没有内障，病人会感到不自在而将目光移开；而一个有内障的人没这样的反应，常常会盯着你，又不是真正在看你。

做一张卡，列出内七龙和外七龙的穴位，以及进针顺序。记住这些穴位。

练习在病人身上标记祛邪治疗的穴位、内七龙的穴位，直到自己熟练这些操作步骤。

第十四课　夫妻法则　出入阻滞
瘢痕导致的阻滞　前四次治疗举例

A. 阅读部分

《指南》第七章，"夫妻法则"。

《指南》第七章，"出入阻滞"。

《指南》第七章，"瘢痕导致的阻滞"。

《指南》第十章，"前四次治疗举例"。

各种阻滞

以下是各种类型的阻滞：

◎内障（详见第十三课）。

◎邪气（AE）（详见第十课）。

◎夫妻不和（本课）。

◎出入阻滞（本课）。

◎瘢痕造成的阻滞（本课）。

阅读《指南》中以上内容，记住清除以上阻滞的步骤。

前四次治疗选穴举例：见《指南》。

B. 操作部分

做一张卡，列出纠正夫妻不和脉及出入阻滞的穴位组合。记住这些穴位，熟练掌握定位并标记穴位，这样可提高自己的整个操作速度。

继续每周有规律练习诊脉（至少每周 25 个），并养成记录脉象的习惯，现在你可开始对脉象做出一些分辨。记住 -1/2 的脉象比 -2 的脉象强很多。按照《指南》第四章所学方式来记录脉象，你得更加注意区分不同的脉象，并逐渐发现是否存在阻滞，如夫妻不和或其他出入阻滞。

第十五课　天窗穴　进一步选穴指南

A. 阅读部分

《指南》第六章，"天窗穴"。

《指南》第十章，"最喜用的穴位名单"。

仔细阅读《指南》第十章，尤其注意用于治疗不同阶段的四组不同穴位。请一定用心阅读该章节最后一页所写内容！

B. 操作部分

制作一张卡片，列出所有天窗穴，并练习标记这些穴位。

练习标记《指南》第十章所介绍的主管穴之外的穴位。然后根据志愿者的不同，考虑在最初几次治疗中，书中介绍的哪些穴位可以选用。

第十六课　治疗间隔　病人在治疗中的角色

A. 阅读部分

关于治疗的：

《指南》第五章，"治疗间隔时间"。

《指南》第五章，"病人在治疗中的角色"。

治疗的成功在很大程度上取决于五行得到逐步而稳定的支持，病人身心取得足够平衡而不再需要进一步治疗，或者能意识到自己何时需要治疗。当然，治疗频率受诸多因素影响，诸如工作或居家太远而不能经常就诊。需要记住的是，在治疗初期，五行需要定期支持，一般至少 6~8 次治疗方能见效。

另外，尤其重要的是，足够频繁的治疗能帮助你判断诊断是否正确。开始的时候，我们都没把握判断是否正确，因此需要尽量频繁治疗，以便及时纠正诊断。

最后，请再次阅读《指南》后记，并提醒自己：对于患者，五行针灸师的帮助不仅在其心，也在其身。

结语

　　作为远程教材，我已把能传授的都教给了大家。可能你们中有些人一边学习教材一边已开始动手治疗，而其他一些人可能会等到完成整个课程后才开始治疗。但无论对任何人，都需要勇气来独自学习实践这门比较陌生的针灸流派。明白这一点会对你很有帮助——即你正踏着五行针灸先驱者们的漫长足迹，从东方到西方，尤其到华思礼教授这里，再回到东方——现在我将其所授再传给你们。华思礼教授当年也是在自己诊室里，独自学习实践着，那时身边老师太少。如果你独自学习，那么在五行针灸这个领域中，你也正像一位先行者，也遵循着同样的传承。

　　我祝愿你们在将来的五行针灸实践中，能享受极大乐趣。我确信，你们将和我一样，为自己能够以很多不同方式、如此深刻地帮助病人而感到无比荣幸。

当你对自己所做的没有把握——对于一个新手太正常不过了，请记住，如果按照这套教材所授去做，绝不会使病人情况变得更糟糕。因此，给自己充足的时间，一些病人疗效不好时，别着急，别担心。没有一个医生能治好所有找上门来的病人。但随着不断实践，你会渐渐发现自己能帮助越来越多的人，使其身心恢复平衡。

当你开始自己的实践，从病人身上学来的将是你最重要的收获，因为每一次治疗都是一堂课，教你如何一点点更清楚地看到五行的展现。当你对捕捉五行的感觉和情志信号越来越有信心时，越能更快帮助病人。同时，请仔细观察所有身边的人，家人、朋友、同事甚至遇到的路人，还有，更重要的，观察自己。

最后，为更好帮助大家，我再给一些建议：应该做和不该做的，我觉得它们对我自己的实践很有帮助。

不断重复这句话：别急于求成，别担心。

记住：治疗最重要的是对病人的慈悲心，把你的慈悲给病人。慈悲的意思是"同感"，你越能体会病人的感受，越能理解他们，越能更迅速发现主导他们人生之五行。我们只有在允许自己的内心与病人的感受产生共鸣时，才能真正理解哪一行是他们生命的护持。

跟病人在一起时，最有价值的并非真正施治的时间有多长，而是彼此给予对方多少时间来建立相互了解和信任。病人并不会计较你针了多少个穴位，但他们能判断你对他们有多感兴趣，有多关心。

一个正确诊断无法从匆忙中得来！五行会等着你去发现它们，随着时间的推移，它们会越来越清楚地显示自己的真面目。每一行都很喜欢在主管穴层次上的那种关注，很单纯。如果你不急于求成，才能放松下来，学会更好了解你的病人，这样会使自己有更多时间观察其治疗后有无任何变化，是否应该继续针对那一行治疗。

把每次治疗想成一次对五行的询问，而我们的任务是努力去解读它们的问题。

无论你选择哪一行，至少针对它治 3 次。如果病人一周来一次，你便有 3 周时间来观察五行的反应。不要仅仅根据身体症状是否改变作为判断依据，而应该习惯于从整体上判断，尤其是神与情志方面的平衡情况。正是由于能更好发现一些细微的变化，如病人的某种行为、外观变化等，使我们意识到治疗是否针对正确的一行。

如果不知道该选哪一行，不要很快从一行换到另一行，尤其在同一次治疗中，这会使五行不知所措。

有疑惑时，只取最少的穴位治疗。不要以穴位的数量论治疗好坏。如果不清楚治疗方向，不要再增加穴位使自己更加困惑。这种情形下，争取仅使用一对主管穴，最好是原穴，这有助于你更直接而深入地集中于一行，然后看其反应。

不要花太长时间诊断有无阻滞，例如内障、夫妻不和或出入阻滞。它们比你想象的要难发现得多。如果一直没得到治疗，这些阻滞会越发明显地表现出来。娴熟的治疗者可能立即发现它们；而不太有经验的针灸师将不可避免地花更长时间才能发现。刚毕业的五行针灸师面临一个危险：他们会过度去治疗阻滞，因为疏通阻滞颇令人激动！

不要以为你的病人指望你把他们快快治好。病人通常很愿意给医生们所需要的时间。常常是你比病人更着急。病人感激医生的深切关心，为此，他们会一次次重新回来。他们十分高兴地看到你如此投入地想帮助他们，与医院候诊室里那种缺乏人情味的接待相比，实在是天壤之别。

现在，让我祝愿大家，带着健康的探险精神，勇敢地去探索神秘的五行世界吧。

译者补记

2011 年秋，《五行针灸指南》在国内由中国中医药出版社首次出版发行，这一陌生的针法随之渐渐为人们所知。

过去两年中，受刘力红教授迎请，作者诺娜女士已四赴广西南宁，为来自全国、甚至世界各地的学员，传授五行针灸。其间我有此殊荣，得与师朝夕相伴，点点滴滴，深感师承之珍贵。

对五行针灸之传承，师一直怀有深深使命感，然而从伦敦到南宁，路途遥遥，耆耆之年，亲自授课，终归有限。为尽可能帮助更多求学者，她于是编写"五行针灸自学教程"，与《指南》结合使用，同时对原书进行多处修订增补，使之更切实用。其中的治疗部分，尤其关于腧穴内容有较大改动；另新增一章专论穴位，既体现传承之美，亦不乏自身感受，时时闪烁作者思想火花。"自学教程"看似平常简单，而心法尽在其中。如能切实尊师之言，踏实而行，定能入得其门，渐渐领略五行针灸之魅力。

2013 年 10 月梅于荷兰乐思顿